Vitamin D

„Der Pharma-Skandal"

von

Dr. h.c. Peter Echevers H.

Originaltitel: „Vitamin D – Der Pharma-Skandal"
Erstveröffentlichung 2013
Überarbeitung 2021 zur gebundenen Ausgabe
Erweiterte Ausgabe in der Corona-Pandemie 2023
Lektorat: PSE Ltda., Rio de Janeiro
Verlag: LULU Press Enterprises
© Dr. h.c. Peter Echevers H., Rio de Janeiro
© Covergestaltung: Dr. Echevers H.
E-Book: ISBN 978-1-291-52930-2
Taschenbuchausgabe: ISBN 978-1-517-66473-2
Hardcover: ISBN 979-8-756-70639-0

PSE Publications Service Echevers Ltda.
Ladeira da Colina, 2 Geribá
28953-355 Armação dos Búzios, RJ

.

Widmung

für meine Großtante Elfriede Elsner, die mir Oma war.

Index

Einleitung

Nach Abschluss meines Buches über die weltweiten negativen Folgen durch Impfungen an Kleinkindern, gelangte ich ohne mein Zutun zum Thema für dieses Buch. Ich möchte es vorsichtig als „erstaunlich" bezeichnen, mit welchem Kalkül und welcher Willkür mit unserer Gesundheit umgegangen wird. Wenn man die Medien und dort eben gezielt die Marketing-Kampagnen, die Werbeslogans analysiert, die uns gezielt aus der Sonne haben wollen, uns ständig noch teurere Solarfilter und Sonnenschutzcremes verkaufen wollen, muss man sich doch fragen, was steckt dahinter?

Wie konnte es die Spezies Homo sapiens überhaupt bis in die Neuzeit schaffen mit einem derart tödlichen Zentralgestirn? Die Feldarbeiter weltweit müssten eigentlich reihenweise sterben, der Förster-, Jäger- und Gärtnerberuf völlig ausgestorben sein - bei den langen Aufenthalten im Freien.

Es ist sehr erfreulich, wie wir uns durch Vernetzung untereinander immer mehr von den gefilterten Informationsquellen entfernen und unser Wissen und tatsächliches Tagesgeschehen direkt austauschen. Nur so war es möglich, dass ich erfahren konnte, dass wir nicht nur bei den Impfseren manipuliert werden, sondern uns auch natürliche Vitamine als teure Medikamente verkauft werden sollen.

Das Sonnenlicht, das Licht, das unser Leben und die uns ernährende Vegetation erst möglich macht, wird uns als Todesstrahlung verkauft.

Wenn man den jetzt zugänglichen Informationen glauben darf, muss Vitamin D in unserem Leben einen ganz anderen Stellenwert einnehmen. Viele hausgemachte Krankheiten, wie Rachitis, Arthritis, Hautkrebs und Osteoporose könnten verhindert werden, wenn wir ausreichend Sonnenlicht und damit ausreichend Vitamin D an uns heranlassen würden. Ich denke, wir kennen erst die Spitze des Eisberges.

Aber lesen Sie selbst, es würde mich nicht erstaunen, wenn Ihnen – genauso wie mir – die Augen übergehen werden.

Auch die Bundesregierung stellt enorme Mittel zur Verfügung, damit ein Heer von NGO-Mitarbeitern Desinformations-Kampagnen auf das Volk loslässt. Und immer sind es große Industriezweige, die davon profitieren. Selbst Professor Nehls stellt in seinem hier am Ende des Buches aufgeführten „offenen Brief" an Bundesgesundheitsminister Karl Lauterbach klar, wie wichtig die Versorgung der Bevölkerung mit Vitamin D ist, wie viel Leid den Menschen hätte erspart werden können, wäre man nicht so willfährig auf den Propagandazug der Pharma-Mafia aufgesprungen.

Dr. h.c. Peter Echevers H.

Vitamin-D-Mangel oder Teufelswerk?

Lange Zeit in der Vergangenheit waren sich die Menschen nicht klar darüber, woher Krankheiten kamen, wodurch sie entstanden. Viele meinten, man sei verflucht und haderte mit dem Schicksal. Schnell war auch der Teufel an allem schuld, sofern man denn einen, wie auch immer gearteten Götterglauben hatte. Dass bereits der simple Mangel an Licht – speziell an UV-Licht – unter dem regionsbedingt die Menschen in den langen Wintermonaten litten, ernsthafte Krankheiten auslösen konnte, wurde erst viel später, in der sogenannten Neuzeit entdeckt.

Etwa Mitte des 16. Jahrhunderts kamen die ersten Erkenntnisse zu Tage, was es mit UV-Licht und den Mangelerscheinungen auf sich hatte. Bis letzte Klarheit herrschte, sollte noch ein langer Weg werden.

Da war beispielsweise die Rachitis

Rachitis ist eine Erkrankung der Knochen im Kindesalter, die sich aufgrund eines Vitamin-D-Mangels entwickelt. Vitamin D wird größtenteils mithilfe von Sonnenlicht (UV-Licht) in der Haut gebildet. Nur ein kleiner Teil wird über die Nahrung aufgenommen. Vitamin D reguliert den Blutspiegel von Kalzium und Phosphat und sorgt für den Einbau dieser Mineralstoffe in den Knochen (Knochenmineralisierung). Dadurch wird die beim Säugling anfänglich weiche Grundsubstanz des Knochens hart und stabil.

Fehlt das Vitamin D, dann bleiben die Knochen weich und es kommt in der Folge zu bleibenden Knochenverformungen. Aber nicht nur die Knochen sind bei Rachitis betroffen, auch die Zahnentwicklung und Zahnmineralisation ist gestört.

Durch die flächendeckende Vitamin-D-Prophylaxe bei Säuglingen im ersten Lebensjahr, kommt es heute nur noch selten zur Rachitis. Ursachen wie Lichtmangel oder mangelnde Ernährung spielen ebenso kaum noch eine Rolle. Besteht jedoch eine weitere Erkrankung, die zum Nährstoffmangel führt (z.B. chronische Darmerkrankungen), kann es dennoch zur Rachitis kommen. In Entwicklungsländern, wo keine entsprechende Vitamin D-Prophylaxe durchgeführt wird, kommt die Rachitis immer noch häufig vor.

Bei Erwachsenen führt ein Vitamin D-Mangel ebenfalls zu weichen Knochen, man spricht dann von Osteomalazie. Die bereits voll entwickelten Knochen werden ähnlich wie bei der Osteoporose (Knochenschwund) demineralisiert und dadurch weich. Betroffene leiden unter allgemeinen Knochenschmerzen, die häufig als Rheuma missdeutet werden.

Ein Vitamin-D-Mangel dürfte auch bei Herz-Kreislauf-Erkrankungen, Diabetes, Krebs oder Infektionen eine Rolle spielen. Bei älteren Menschen trägt eine ausreichende Vitamin D-

Versorgung zur besseren Knochen- und Muskelgesundheit bei und reduziert dadurch das Sturz- und Knochenbruchrisiko.

Bei einer Rachitis aufgrund eines Kalziummangels durch einen Vitamin D-Mangel wird Vitamin D in hohen Dosen zusammen mit Kalzium verabreicht. Die Dosierungen richten sich nach dem jeweiligen Alter des Kindes. Zudem ist auf eine ausreichende Zufuhr von Kalzium und Vitamin D über die Ernährung zu achten (siehe Prophylaxe). Viel wichtiger ist jedoch der regelmäßige Aufenthalt an der Sonne oder auch nur im Tageslicht, denn der Hauptanteil des Vitamin D-Bedarfs wird in der Haut mithilfe von Sonnenlicht gebildet.

Liegt die Ursache bei einem Phosphatmangel, dann erfolgt eine entsprechende Verabreichung von Phosphat. Ein Phosphatmangel ist selten auf eine mangelnde Zufuhr über die Nahrung verursacht, da Phosphat in fast allen Lebensmitteln vorkommt. Meist ist eine Nierenerkrankung oder eine Fehlernährung (z.B. Alkoholiker) Schuld.

UV-Strahlen gegen Vitamin D-Mangel

In Deutschland erkranken jedes Jahr etwa 150.000 Menschen an Hautkrebs, wie eine Hochrechnung aus den Daten des schleswig-holsteinischen Krebsregisters ergab. Die meisten von ihnen leiden unter Basaliomen oder Plattenepithelzellkarzinomen. Von dem besonders aggressiven schwarzen Hautkrebs (malignes Melanom) sind rund 15.300 der Patienten betroffen. Hauptrisikofaktor für die

Tumore der Haut sind die UV-Strahlen des Sonnenlichts. Nun zeigen neue Studien, dass das Sonnenlicht auch vor Krebs schützen kann.

Eine wichtige Rolle spielt dabei das Vitamin D. Unter dem Einfluss von UV-B-Strahlen wird mehr als 90 Prozent des vom Körper benötigten Vitamins in der Haut gebildet. Dieses ist noch nicht biologisch aktiv und muss dazu erst verstoffwechselt werden. Der klassische Weg führt über die Leber, wo es in 25-Hydroxy-Vitamin D (Calcidol) und dieses anschließend in der Niere zu Vitamin D3 (Calcitriol) umgewandelt wird. Von dort aus gelangt es in das Blut und beeinflusst vor allem den Knochenstoffwechsel. Rachitis oder Osteomalazie sind daher typische Folgen, wenn es zu einem Mangel an biologisch aktivem Vitamin D kommt.

Heute ist jedoch bekannt, dass fast alle Organe in der Lage sind, biologisch aktives Vitamin D zu bilden. Im Gegensatz zum Vitamin D3 der Niere wird dieses nicht dem Blutkreislauf zugeführt, sondern reguliert direkt in den Geweben unter anderem das Zellwachstum. Zudem kann Vitamin D3 die Insulinsekretion, den Blutdruck und zahlreiche immunrelevante Mechanismen beeinflussen.

Aktuelle Metaanalysen zeigen nun, dass Menschen mit einem Vitamin-D3-Spiegel unter 12 ng/ml ein 50 Prozent höheres Risiko für ein Kolonkarzinom haben als Menschen, deren Vitamin-D3-Spiegel höher ist als 33 ng/ml.

„Dies gilt auch für zahlreiche weitere Tumorentitäten", sagte Professor Dr. Jörg Reichrath von der Klinik für Dermatologie des Universitätsklinikums des Saarlandes, Homburg Saar, auf dem 28.

Deutschen Krebskongress in Berlin. Tierexperimente und epidemiologische Studien belegen übereinstimmend, dass Vitamin-D-Mangel ein wichtiger Risikofaktor für die Entstehung von Krebs ist.

Aber auch der klinische Verlauf von Tumorerkrankungen wird durch das Vitamin beeinflusst. Eine schlechtere Prognose haben beispielsweise Patienten, die bestimmte Polymorphismen des Vitamin-D-Rezeptors aufweisen. Dies betrifft sowohl Menschen mit einem malignen Melanom als auch solche mit Prostata- und Mammakarzinom. Außerdem lässt sich bei Tieren die Größe eines bösartigen, durch Karzinogene induzierten Tumors durch den Vitamin-D-Spiegel modulieren.

Prognose hängt von Sonnenschein ab

Aus epidemiologischen Studien ist seit vielen Jahren bekannt, dass ein hoher Vitamin-D-Serumspiegel mit niedrigeren Mortalitätsraten bei unterschiedlichsten Tumorentitäten assoziiert ist. Nachgewiesen ist dies etwa beim Kolon-, Mamma-, Ovarial- und Prostatakarzinom. Untersuchungen in den USA zeigen zudem, dass die Prognose der Patienten direkt von der Sonneneinstrahlung an ihrem Wohnort beeinflusst wird. So ist die Sterblichkeit der Menschen mit kolorektalem Karzinom in den Regionen am geringsten, die die höchste UV-Strahlung aufweisen. Auch beim Blasenkarzinom und Brustkrebs sowie weiteren 16 verschiedenen Tumorarten konnte dieser Zusammenhang dokumentiert werden. Menschen, die sich häufig in der Sonne aufhalten, haben daher zwar ein höheres Risiko, an einem malignen Melanom zu erkranken, sie haben aber auch eine größere Chance, ihre Krebserkrankung zu überstehen.

In Regressionsanalysen postuliert man nun, dass in den USA zwischen 1970 und 1994 rund 20.000 Menschen aufgrund einer unzureichenden Vitamin-D-Exposition vorzeitig an einer Krebserkrankung gestorben sind. »Dies sind wesentlich mehr Menschen als die, die an einem malignen Melanom gestorben sind«, sagte Reichrath. Auf einen Krebstoten durch schwarzen Hautkrebs kommen dabei 30 Menschen, die vor dem Krebstod bewahrt werden könnten.

Vitaminmangel mit Folgen

Fehlt es an Sonnenlicht, kann es leicht zu niedrigen Vitamin-D-Serumspiegeln kommen. Allein in Deutschland sollen einer aktuellen Studie zufolge 60 Prozent der Bevölkerung mit Vitamin D unterversorgt sein. Dabei sind alle Altersgruppen gleichermaßen betroffen. Da Vitamin D an vielen Prozessen im Körper beteiligt ist, kann ein Mangel gravierende gesundheitliche Auswirkungen haben. So kann sich ein Vitamin-D3-Mangel auf die Entstehung von Infektionserkrankungen, wie etwa der Tuberkulose, von Psychosen, wie etwa der Schizophrenie, oder von kardiovaskulären Erkrankungen auswirken. Auch bei Autoimmunerkrankungen ist ein Zusammenhang nachgewiesen. So haben etwa Vitamin-D-defiziente Patienten ein 40-prozentig höheres Risiko, Multiple Sklerose zu entwickeln.

»Um uns vor Erkrankungen zu schützen, brauchen wir mindestens 1000 I. E. Vitamin D«, sagt Reichrath. Manche Autoren postulieren zur erfolgreichen Krebsprävention sogar einen Bedarf von 2000 I. E. pro Tag. Toxische Wirkungen braucht man dabei nicht zu fürchten, da die menschliche Haut bei einer Ganzkörperexposition mehr als 10.000 I. E. am Tag selbst produzieren kann. In der Regel sollte man sich jedoch auch in unseren Breiten in der Sonne aufhalten. Bei jungen, gesunden Menschen reicht oft schon ein Aufenthalt von 10 bis 15 Minuten täglich, damit die Haut genügend Vitamin D produzieren kann. Sonne tanken: Kurze, bewusste Sonnenbäder – Sonnenschutz hingegen ist dabei kontraproduktiv.

Gefährliche Vitamin-D-Mangelerscheinungen sind in Deutschland erfreulicherweise selten, erklärte der Bochumer Professor Dr. Helmut Schatz, Mediensprecher der Deutschen Gesellschaft für Endokrinologie (DGE), Anfang Februar dieses Jahres. Auch im Winter, wenn die Haut mangels Sonnenlicht weniger Vitamin D produziert, seien ausgeprägte Mangelzustände mit weniger als 10 ng pro ml Blut sehr selten. Die meisten Menschen hätten auch in unseren Breitengraden im Winter nur unbedenklich niedrigere Vitamin-D-Spiegel als im Sommer.

Leider hat diese Botschaft der DGE weite Verbreitung gefunden, sagte der Ökotrophologe Professor Dr. Nicolai Worm von der Deutschen Hochschule für Gesundheitsmanagement Saarbrücken beim »Vitamin-D-Update« Anfang April in Berlin. Tatsächlich hat aber in Deutschland mehr als jeder Fünfte in den Wintermonaten 10 ng/ml oder weniger der Speicherform 25-Hydroxy-Vitamin-D3 im Blut. Das zeigt eine repräsentative Untersuchung durch das Bundesforschungsinstitut für Ernährung und Lebensmittel (Max-

Rubner-Institut) aus den Jahren 2005 bis 2008. Werte unter 20 ng/ml und damit laut Osteoporose-Leitlinie des Dachverbands Osteologie einen Vitamin-D-Mangel hat im Jahresdurchschnitt deutlich mehr als die Hälfte der Bevölkerung, in den Wintermonaten sind es sogar mehr als zwei Drittel. »Das finde ich nicht sehr selten«, so Worm.

Für diesen schlechten Vitamin-D-Status der Allgemeinbevölkerung ist aus Sicht von Professor Dr. Jörg Reichrath von der Uniklinik des Saarlands vor allem die in Kampagnen zur Hautkrebs-Prävention vertretene »No-sun-policy« verantwortlich. „Den Einfluss der Sonne auf das Hautkrebsrisiko muss man aber durchaus differenziert betrachten", sagte der Dermatologe. Richtig sei, dass UV-Strahlung für die Entstehung von kutanen Basalzellkarzinomen (Basaliome) und kutanen Plattenepithelkarzinomen verantwortlich ist. Diese auch als heller Hautkrebs bezeichneten Karzinomarten sind sehr viel häufiger, aber auch weniger aggressiv als der schwarze Hautkrebs, das maligne Melanom. „Basaliome metastasieren nicht, kutane Plattenepithelkarzinome können metastasieren und Melanome metastasieren rasch", fasste Reichrath zusammen.

Für den hellen Hautkrebs gibt es neben der UV-Strahlung einen weiteren wichtigen Risikofaktor: das Alter. Reichrath zeigte Daten des schleswig-holsteinischen Krebsregisters, wonach die Inzidenz des hellen Hautkrebses mit dem Alter steil ansteigt. »Die Zunahme der Fallzahlen des hellen Hautkrebses könnte also auch der demografischen Entwicklung geschuldet sein«, sagte Reichrath. Im Zusammenhang mit dem malignen Melanom hat niedrig dosierte, chronische UV-Exposition dem Experten zufolge eher einen schützenden Effekt. Intensive, kurzzeitige UV-Bestrahlung, vor allem Sonnenbrände in der Kindheit, erhöhen dagegen das Melanom Risiko. »Solche komplexen Botschaften sind der Allgemeinheit in Antihautkrebs-Kampagnen aber nur schwer zu vermitteln«, meinte Reichrath.

Um genügend Vitamin D zu bilden, sollte man Reichrath zufolge im Frühling, Sommer und Herbst zwei- bis dreimal pro Woche mindestens 18 Prozent der Körperoberfläche, also beispielsweise Gesicht, Hände und Arme, ohne Sonnenschutzmittel der Sonne aussetzen. Die Länge der benötigten Exposition richtet sich dabei nach dem Hauttyp. Sie sollte etwa ein Drittel bis die Hälfte der minimalen Erythem Dosis, also der Sonnenmenge, ab der die Haut sich rötet, betragen. Im Winter bildet die Haut in unseren Breitengraden dagegen nahezu kein Vitamin D, da die Sonnenstrahlen in einem flacheren Winkel einfallen und das für die Vitamin-D-Synthese wichtige UV-B-Licht von der Atmosphäre herausgefiltert wird. Auch im Sommer kann der konsequente Gebrauch von Sonnenschutzmitteln mit hohem Lichtschutzfaktor die Vitamin-D-Produktion der Haut stark einschränken.

Um einem Vitamin-D-Mangel vorzubeugen, empfiehlt die Deutsche Gesellschaft für Ernährung (DGE), täglich 200 Internationale Einheiten (IE) mit der Nahrung aufzunehmen. Für Kleinkinder, Senioren und Schwangere gilt eine höhere Empfehlung, nämlich 400 IE täglich. »Mit einer fettarmen Ernährung, wie sie die DGE ebenfalls empfiehlt, ist diese Dosis aber nicht zu erreichen«, sagte Worm. Denn das lipophile Vitamin D ist vor allem in fettreichen Nahrungsmitteln wie Fisch und Fischöl sowie in geringerer Menge in Eiern, Innereien, Käse und Vollmilch enthalten. Folgerichtig zeigte sich bei der nationalen Verzehrstudie 2008, dass in Deutschland Männer im Schnitt nur 160 IE Vitamin D pro Tag mit der Nahrung aufnehmen, Frauen sogar nur 124 IE. Der Ernährungswissenschaftler hält daher eine Vitamin-D-Zufuhr über Nahrungsergänzungsmittel für dringend erforderlich.

Vitamin-D-Mangel durch Arzneimittel

Auch Arzneimittel können einen Vitamin-D-Mangel auslösen. Darauf wies der Apotheker Uwe Gröber von der Akademie für Mikronährstoffmedizin in Essen hin. Als Beispiele nannte Gröber das Antiepileptikum Carbamazepin, das Corticosteroid Dexamethason, die antiretroviralen Virostatika Nevirapine und Efavirenz sowie die Zytostatika Docetaxel und Paclitaxel. Bei einigen Wirkstoffklassen erhöht ein Vitamin-D-Mangel Gröber zufolge das Risiko für unerwünschte Arzneimittelwirkungen. So kommt es unter der Therapie mit Aromatasehemmern vermehrt zu Gelenkschmerzen (Arthralgie), bei Statin-Einnahme zu Muskelschmerzen (Myalgie) und bei der Chemotherapie mit Zytostatika zu Entzündungen der Schleimhäute (Mukositis und Stomatitis), wenn die Patienten Vitamin-D-defizient sind.

Zu den negativen Auswirkungen eines Vitamin-D-Mangels auf die Gesundheit hat es in den vergangenen Jahren viele Untersuchungen gegeben (lesen Sie dazu auch Vitamin D: Prophylaxe gegen Krebs und chronische Krankheiten? PZ 50/2010). Erwiesen ist, dass eine ausgeprägte Vitamin-D-Defizienz bei Kindern zu Rachitis und bei Erwachsenen zu Osteomalazie führt sowie zur Osteoporose beitragen kann. Beim Vitamin-D-Update wurden Studienergebnisse vorgestellt, die darüber hinaus einen positiven Einfluss des Vitamins auf verschiedene Organsysteme zeigen. Demnach erhöht ein Vitamin-D-Mangel das Risiko für Krebs, Herz-Kreislauf-Erkrankungen, Diabetes mellitus, entzündliche Lungenerkrankungen wie Asthma und COPD, Autoimmunerkrankungen, Multiple Sklerose, Depression, Demenz und Morbus Parkinson.

Anders als vielfach behauptet benötigt der menschliche Körper in der dunklen Jahreszeit keine Extraportion UV-Strahlung aus dem Solarium, um seinen Bedarf an Vitamin D zu decken. Kein Mensch sollte zur Vorbeugung eines Vitamin-D-Mangels ins Solarium gehen, betonen die Deutsche Dermatologische Gesellschaft (DDG), der Berufsverband der Deutschen Dermatologen (BVDD) und das Bundesamt für Strahlenschutz (BfS) in einer gemeinsamen Pressemitteilung.

Dermatologen und Strahlenschützer wenden sich mit dieser Klarstellung auch gegen PR-Kampagnen, die zur Solariennutzung gegen Vitamin-D-Mangel auffordern. Dem versprochenen Nutzen steht das reale Risiko gravierender Langzeitfolgen gegenüber: „Die Haut vergisst nichts – gefährliche Folgen wie Hautkrebs werden erst Jahre später sichtbar", warnt DDG-Präsident Prof. Rudolf Stadler.

In den vergangenen 30 Jahren hat sich die Zahl der UV-bedingten Hautkrebs-Neuerkrankungen verdreifacht. Ursache ist eine übermäßige UV-Belastung. Allein am Schwarzen Hautkrebs (malignes Melanom) erkranken in Deutschland jedes Jahr rund 24.000 Menschen – Tendenz weiter steigend. „Wir können nicht hinnehmen, dass die Zahl der Neuerkrankungen ungebremst durch die Decke geht", unterstreicht BVDD-Präsident Dr. Michael Reusch.

„Im Solarium kann die UV-Strahlung so stark sein wie im Sommer zur Mittagszeit am Äquator. Dass das nicht gesund ist, kann sich jeder leicht vorstellen", erläutert Dr. Thomas Jung, Leiter des Fachbereichs Strahlenschutz und Gesundheit im BfS. „Für Kinder und Jugendliche sind Solarienbesuche deswegen gesetzlich verboten."

Der Vitamin-D-Spiegel des Körpers schwankt natürlicherweise mit den Jahreszeiten. Bis zum Ende des Winters sinkt der Vitamin-D-Spiegel, weil der Körper das im Sommer gespeicherte Vitamin D verbraucht. Damit im Winter genügend Vitamin D zur Verfügung steht, ist es im Normalfall ausreichend, in den Sommermonaten regelmäßig ins Freie zu gehen und sich ausgewogen zu ernähren. Bei gutem Wetter sollte der richtige Sonnenschutz aber auch bei kurzen Aufenthalten in der Sonne nicht vergessen werden. Ein behandlungsbedürftiger Vitamin-D-Mangel gehört in die Hände eines Arztes, dem wirkungsvollere Behandlungsmethoden zur Verfügung stehen als zusätzliche UV-Bestrahlungen.

Aktuellen Untersuchungen zufolge erhöht die Nutzung von Solarien das Risiko, an schwarzem Hautkrebs zu erkranken, um 20 Prozent gegenüber Personen, die gar nicht ins Solarium gehen. Wer schon vor dem 35. Lebensjahr ins Solarium geht, hat laut dieser Studie sogar ein um 90 Prozent erhöhtes Risiko. Vorbeugende Maßnahmen zur Hautkrebsprävention wie ein geeigneter Sonnenschutz und die Meidung von Solarien sind deswegen wichtig. BfS, DDG und BVDD sowie 11 weitere medizinische und wissenschaftliche Behörden und Organisationen haben sich darum zum UV-Bündnis zusammengeschlossen und setzen sich für einen positiven und gesundheitsbewussten Umgang mit UV-Strahlung ein.

Vitamin D und seine Entdeckung

Die Meisten von uns wissen, dass unsere Gesundheit auf einer ausgeglichenen Diät beruht, bestehend aus Früchten, Gemüsen, Getreide, Protein und etwas Fett. Im Zeitalter von Schnellgerichten und verpassten Mahlzeiten konsumieren aber viele von uns außerdem Zusatzstoffe um sicherzustellen, dass wir den täglichen Minimalbedarf an essentiellen Vitaminen und Mineralien erhalten -- Nährstoffen, die in sehr geringen Mengen Krankheiten verhindern, und uns optimal gesund erhalten können.

Das Erste dieser sogenannten Spurenelemente wurde vor etwas mehr als einem Jahrhundert entdeckt, während Untersuchungen in die Ursachen von Krankheiten wie Skorbut, Beriberi und Rachitis. Der folgende Artikel beschäftigt sich mit den Verwicklungen, die zur Entdeckung und dem Verstehen eines solchen Nährstoffes führten: Vitamin D, einer Substanz, die in nur wenigen Nahrungsmitteln vorkommt, aber auch in der Haut entsteht, wenn ein Vorläufer mit den kurzwelligen UV-Strahlen der Sonne reagiert. Ohne adäquaten Blutspiegel für 1,25-Dihydroxy-Vitamin D3 - der aktiven Form von Vitamin D - kann der Körper kein Kalzium aus der Nahrung aufnehmen, was für solch lebenswichtige Funktionen wie die elektrochemische Signalübertragung zwischen Gehirnzellen essentiell ist. Wenn Kalzium und das Mineral Phosphor im Darm nicht richtig aus der Nahrung aufgenommen werden, kann der

Körper außerdem keine starken Knochen bilden. Vitamin D-Mangel resultiert in Kindern in der einst häufig auftretenden Krankheit Rachitis, die als lebenslanges Merkmal verformte Beine und deformierte Rippen hinterlässt. Das Resultat in Erwachsenen ist die Knochenkrankheit Osteoporose.

Die steigende Zahl der "Baby Boomer", die gegenwärtig ihren fünfzigsten Geburtstag und darüber feiern und Besorgnis über spröde Knochen und Knochenbrüche, die mit erhöhtem Alter assoziiert sind, lenken die Aufmerksamkeit erneut auf Vitamin D. Forscher begreifen mehr und mehr, dass Vitamin D für die Aufrechterhaltung der Gesundheit und das Verhindern von Krankheiten essenziell ist, nicht nur während der entscheidenden Wachstumsjahre in der Kindheit, sondern während des ganzen Lebens. Neuere Studien zeigen, dass ungenügend Vitamin D unter Umständen, in den Worten eines Forschers, "eine unsichtbare Epidemie" unter sowohl Frauen als auch Männern mittleren Alters und darüber hinaus sein könnte. Wissenschaftler entdeckten, dass Vitamin D und Kalzium zusätzlich zu ihrem Einfluss auf den Knochenwuchs auch Krankheiten und Leiden so unterschiedlich wie Darmkrebs, Multiple Sklerose, prämenstruales Syndrom, Schuppenflechte, hohem Blutdruck und Depressionen beeinflussen können.

Einer der Gründe, warum Vitamin D über so viele Jahre hinweg ein Rätsel war, war seine anfängliche Verwechslung mit einem echten Vitamin, einer lebenswichtigen Substanz, die unser Körper nicht herstellen kann und die deshalb nur aus der Nahrung aufgenommen werden kann. Aber anders als lebenswichtige Spurenelemente wie Vitamin A, B und C, die der Mensch direkt aus der Nahrung aufnehmen muss, kann Vitamin D im Körper durch eine fotosynthetische Reaktion produziert werden, wenn die Haut Sonnenlicht ausgesetzt wird. Die resultierende Substanz ist jedoch nur ein Vorläufer, der zwei weitere Verwandlungen durchmachen muss -- zuerst in der Leber und dann in der Niere - um die biologisch aktive Substanz zu bilden, die der Körper benützt. Die aktive Form von Vitamin D ist ein Hormon, das chemisch mit bekannten Steroidhormonen wie den Sexualregulatoren Testosteron und Östrogen und dem Stressregulator Cortisol verwandt ist.

Das vollkommene Verständnis der vielfachen Aspekte von Vitamin D und seiner Rolle im Körper - insbesondere seine Beziehung zu Kalzium - war der Höhepunkt dreier unterschiedlicher Forschungsansätze. Forscher waren anfänglich nur an den Ursachen und der Verhütung bestimmter Krankheiten wie Skorbut, Beriberi und Rachitis interessiert. Unabhängig davon untersuchten Wissenschaftler wie die bekannten primären Bestandteile der Nahrung (Proteine, Fette, Kohlenhydrate, Salze und Wasser) die Gesundheit und das Wachstum beeinflussten. Die Arbeiten an den zwei Fronten verflochten sich und resultierten in der Vorstellung von Vitaminen als wesentlichen Spurenelementen in der Nahrung - und der Erkenntnis, dass Vitaminmangel zu Krankheit führt. Ein Mangel an Vitamin D wurde aufgrund dessen als die Ursache von Rachitis identifiziert. Viele Aspekte dieses "Vitamins" verblüfften jedoch weiterhin, da es eigentlich ein Hormon war, dessen aktive Form im Körper als Antwort auf regulatorische Signale produziert wird. Das Verständnis des Hormons Vitamin D und seiner Rolle in der menschlichen Physiologie benötigte das Wissen und die

Werkzeuge eines dritten Forschungsansatzes, der von organischen Chemikern entwickelt worden war, die Sterole untersuchten, Steroidalkohole (wie Cholesterin), die sowohl in Tier- als auch Pflanzenfetten vorkamen. Ebenso wie das Muster eines Teppichs aus der Verflechtung vieler Fäden entsteht, bildeten die Anhaltspunkte jedes dieser Ansätze ein Muster, das das Rätsel von Vitamin D schließlich löste.

Der erste handfeste Hinweis, dass ein bestimmter Nahrungsmangel zu Krankheit führen könnte, kam 1754. Der schottische Marine-Chirurg James Lind zeigte in diesem Jahr, dass Skorbut, der schmerzhafte und manchmal tödliche Fluch der Seeleute auf langen Ozeanreisen, mit dem Saft von Orangen, Zitronen und Limonen nicht nur geheilt, sondern auch verhindert werden konnte. Britische Seeleute (bald "Limeys" genannt) profitierten im späten 18. Jahrhundert von Linds Entdeckung.

Der Beginn der Industriellen Revolution in Großbritannien im späten 17. Jahrhundert brachte mittlerweile eine andere Geißel mit sich: Rachitis. Die Krankheit selbst war Mitte des 16. Jahrhunderts erstmals von Ärzten beschrieben worden, war damals aber relativ selten. Mitte des 19. Jahrhunderts jedoch, als immer mehr Familien ein Leben im Freien auf dem Bauernhof gegen Fabrikarbeit in der rauchigen Luft industrieller Städte eintauschten, wurde Rachitis zur Plage in ganz Europa. Die Symptome der Krankheit waren unverkennbar. Die Knochen der geplagten Kinder blieben weich wie Knorpel, und die Säuglinge lernten nur langsam zu sitzen, zu kriechen und zu gehen. Während die Kinder wuchsen, bogen sich ihre weichen Knochen unter dem zusätzlichen Gewicht und die verräterischen Spuren der Rachitis wie Hühnerbrust und O- oder X-

Beine blieben zurück. Rachitische Kinder (Kinder mit Rachitis) litten auch unter Tetanie: schmerzhaften Krämpfen der Hände, Füße und des Kehlkopfes, gemeinsam mit Atemschwierigkeiten, Übelkeit und Schüttelkrämpfen. Dieser Zustand, später als symptomatisch für Kalziummangel identifiziert, war oft so schlimm, dass die Kinder starben.

Während des 19. Jahrhunderts tauchten sporadische Berichte von Heilmitteln für Rachitis auf, jedoch mit geringer Auswirkung. Ein polnischer Arzt beobachtete zum Beispiel 1822, dass Kinder in Warschau schwer unter Rachitis litten, wohingegen die Krankheit in den ländlichen Außenbezirken der Stadt praktisch unbekannt war. Nach Experimenten mit den zwei Gruppen schloss er, dass Sonnenbäder Rachitis heilten. Fünf Jahre später berichtete ein französischer Forscher von Heilungen mit der Volksmedizin Lebertran. Keine der Behandlungsmethoden erzielte weite Aufmerksamkeit, zum Teil beruhend auf der vorherrschenden medizinischen Weisheit, dass nur adäquate Mengen an sogenannten Makronährstoffen wie Proteine, Fette und Kohlenhydrate nötig sind, um die Gesundheit aufrechtzuerhalten. Wissenschaftler jedoch, die an den Ursachen solcher Krankheiten wie Pellagra und Beriberi interessiert waren, begannen zu vermuten, dass die Makronährstoffe allein nicht alles erklärten, und dass, in der Tat, hinter gewöhnlichem Essen mehr steckte als bisher angenommen.

Der holländische Arzt Christiaan Eijkman wurde in den späten achtziger Jahren des 18. Jahrhunderts nach Ostindien geschickt (nun Indonesien), um zu erforschen, warum Beriberi dort so weitverbreitet war. Eijkman beobachtete, dass die Hühner in seinem Laboratorium in Jakarta unter Symptomen einer neuronalen Erkrankung, der Polyneuritis, litten, die jenen für Beriberi auffallend ähnlich waren, Muskelschwäche, Nervendegeneration und Lähmung eingeschlossen. Er begann eine Folge von Experimenten mit dem Ziel einen Auslöserorganismus zu finden. (Wie die meisten seiner Zeitgenossen wurde Eijkman von der Arbeit Louis Pasteurs beeinflusst und ging davon aus, dass ein Bakterium Beriberi verursachte.)

Eijkman scheiterte hierin, erzielte aber 1897 etwas wesentlich Bedeutenderes. Er zeigte, dass die Hühner jeweils an der Beriberi-ähnlichen Polyneuritis erkrankten, sobald ihr Futter auf polierten Reis umgestellt wurde, Reis dessen äußere Schale entfernt worden war. Er bewies außerdem, dass durch die Zugabe von Kleie (den durch das Polieren entfernten Teilen) zum Hühnerfutter, die Krankheit geheilt werden konnte.

Eijkman und sein Nachfolger Gerrit Grijns benutzten später Wasser oder Äthanol, um den mysteriösen antineuritischen Faktor aus den Reisschalen zu extrahieren. "Eine Substanz unterschiedlich von Proteinen und Salzen befindet sich in den Polituren von Reis " schrieben die zwei Forscher 1906, "die für die Gesundheit unentbehrlich ist, und dessen Mangel ernährungsbedingte Polyneuritis verursacht".

Zwei holländische Chemiker, B. C. P. Jansen und W. Donath, die in Eijkmans altem Laboratorium in Jakarta arbeiteten, kristallisierten 1926 den wasserlöslichen antineuritischen Faktor, nun Vitamin B1 oder Thiamin genannt, aus der Kleie von Reis.

Bald nach der Jahrhundertwende kam ein weiterer Forscher zur Erkenntnis, dass gewisse "zusätzliche Nahrungsfaktoren" existierten. Der englische Biologe Sir Frederick Gowland Hopkins entwickelte diese Vorstellung im Verlauf von Studien, die mit seiner Entdeckung der Aminosäure Tryptophan im Jahr 1901 begannen. Aufbauend auf von ihm entwickelten Techniken, begann Hopkins eine Folge von jetzt klassischen Experimenten, die demonstrierten, dass vollständige Nahrung (im Gegensatz zu gereinigten Formen von Proteinen, Fetten und Kohlenhydraten) bestimmte unbekannte Bestandteile enthielt, die für Gesundheit und Wachstum essenziell waren.

Der Biochemiker Casimir Funk glaubte aufgrund eigener Studien, dass diese Faktoren Amine waren (Verbindungen, die aus Ammoniak hergeleitet sind) und schlug als Namen für die Faktoren "vitale (lebenswichtige) Amine" oder kurz "Vitamine" vor. Das "e" im englischen Namen wurde später abgelegt als Wissenschaftler erkannten, dass diese unterschiedlichen Nährstoffe andere chemische Eigenschaften und Funktionen haben und, dass viele überhaupt keine Amine enthielten. Hopkins und Christiaan Eijkman - in später Anerkennung seiner fruchtbaren Studien über Beriberi - teilten sich 1929 den Nobelpreis für Medizin für die Entdeckung essentieller Nährstoffe.

Etwa zur gleichen Zeit zu der Hopkins die Existenz von Vitaminen demonstrierte, erforschten andere Wissenschaftler die Wirkungen verschiedener Diäten auf die Gesundheit von Versuchstieren. Im Verlauf der nächsten zwei Jahrzehnte würden sie eine Anzahl von Vitaminen identifizieren und wiederholt demonstrieren, dass diese essentiellen Nährstoffe nicht gleichmäßig in der Nahrung, die wir aufnehmen, verteilt sind.

Die Forscher Elmer McCollum und Marguerite Davis aus Wisconsin entdeckten zum Beispiel einen fettlöslichen Zusatzstoff. Durch das Füttern von Ratten mit unterschiedlichen Diäten und die Beobachtung der Wirkungen auf das Wachstum und die Gesundheit der Tiere, fanden McCollum und Davis, dass die neue Substanz in Eigelb und Butterfett auftrat, aber nicht in Schweineschmalz und anderen Fetten. Sie nannten den Nährstoff "fettlösliches Vitamin A". Die Wissenschaftler zeigten weiterhin, dass Vitamin A in der Nahrung Nachtblindheit und die Augenkrankheit Xerophthalmie verhindert. Die Arbeitsgruppe von L. B. Mendel und T. B. Osborne veröffentlichte innerhalb von Wochen unabhängig davon ähnliche Resultate.

Eine Anzahl von Studien hatte die Aufmerksamkeit wieder auf Rachitis gelenkt, die immer noch ein schlimmes Problem in Schottland und in Teilen Nordeuropas war. Einige Forscher, die sich der Frage auf andere Weise näherten, erinnerten sich des beinahe vergessenen Hinweises auf die Wirksamkeit von Sonnenlicht. Der britische Wissenschaftler T. A. Palm fand 1892 eine Beziehung zwischen der geographischen Verteilung von Rachitis und der jeweiligen jährlichen Sonneneinstrahlung. H. Steenbock und E. B. Hirsch von der Universität in Wisconsin fanden 1913 eine direktere Verbindung, indem sie zeigten, dass milchproduzierende Ziegen, die im Stall gehalten werden, einen Großteil ihres Knochenkalziums verlieren im Vergleich zu jenen, die im Freien blieben. Sechs Jahre später, 1919, führte der deutsche Forscher K. Huldschinsky ein bemerkenswert innovatives Experiment durch und heilte Kinder mit Rachitis, indem er künstlich-produziertes ultraviolettes Licht benutzte. Zwei Jahre danach zeigten die Forscher Alfred F. Hess und L. F. Unger von der Columbia-Universität, dass sie imstande waren, rachitische Kinder durch die einfache Bestrahlung mit Sonnenlicht zu heilen.

Auf dem Gebiet der Ernährungswissenschaften entschied sich der britische Arzt Sir Edward Mellanby, der noch immer nach einem Ernährungsmangel als der Ursache von Rachitis suchte, 1918 dazu, Hafergrütze, das Hauptgericht der Schotten, durch das ausschließliche Verfüttern von Hafer an Hunde zu prüfen. Die Tiere wurden versehentlich während des gesamten Experimentes im Haus gehalten, was Rachitis auslöste. Da die Gabe von Lebertran die Hunde heilte, ging Mellanby automatisch davon aus, dass das vor kurzem in Lebertran identifizierte Vitamin A das Heilmittel war.

McCollum, der in der Zwischenzeit von Wisconsin zur John Hopkins Universität in Baltimore gezogen war, entschied sich, nachdem er von Mellanbys Experimenten hörte, diese weiter zu verfolgen. Aufgrund eigener Erfahrungen mit der Isolierung von Vitamin A, hatte McCollum geschlossen, dass bestimmte Nahrungsmittel unter Umständen mehr als einen Zusatzstoff enthielten. Er plante eine Folge einfallsreicher Experimente, um Mellanbys Resultate weiterzuverfolgen und um herauszufinden, was Lebertran außerdem, falls überhaupt, enthalten würde. Er begann damit, das Öl zu erhitzen und zu begasen, um das darin enthaltene Vitamin A zu zerstören. Wie erwartet, war das behandelte Öl nicht länger in der Lage, Nachtblindheit zu heilen. Aber, überraschenderweise, blieb es wirksam gegen Rachitis. Ein unbekannter essenzieller Nährstoff war augenscheinlich dafür verantwortlich. In der

Veröffentlichung der Experimente im Jahr 1922, hielt sich McCollum an die Benennung von Vitaminen in alphabetischer Reihenfolge; da die Vitamine B und C kürzlich benannt worden waren, titulierte er die neue Wunderwaffe "Vitamin D".

In den frühen zwanziger Jahren erschien es, als ob die Welt zwei Heilmittel gegen Rachitis zur Verfügung hatte: Lebertran und Bestrahlung, die Aussetzung zu Sonnenlicht oder ultraviolettem Licht. Trotz dieser Verheißung fügte sich die Krankheit nicht. Obwohl Ärzte wussten, dass Sonnenlicht essenziell war für die Entwicklung junger Knochen, die Straßen industrieller Städte waren so rauchig und ohne Sonnenlicht wie jeher. Und ein Wechsel der Essgewohnheiten der Bevölkerung, um vorgeschriebene Dosen von Lebertran einzuschließen, war nicht so einfach.

Eine Folge von Experimenten, die Forschung auf dem Gebiet der Ernährung und der Bestrahlung verknüpfte, versprach eine Lösung des Vitamins D Rätsels und ebnete den Weg für ein überall verfügbares Heilmittel für Rachitis. Im Verlauf umfangreicher Ernährungsforschung, entdeckten Harry Goldblatt und Katherine Soames aus London, dass die Lebern bestrahlter Ratten, wenn an andere Ratten verfüttert, das Wachstum förderten, wohingegen die Lebern unbestrahlter Ratten nicht dazu in der Lage waren. Zwei Forschergruppen, H. Steenbock und A. Black und Alfred Hess und Mildred Weinstock, folgten in den frühen zwanziger Jahren dieser Fährte und Huldschinskys Führung, und fuhren fort mit der Wirkung ultravioletten Lichtes auf Rattenfutter zu experimentieren.

Unabhängig voneinander bestrahlten die zwei Forschergruppen entfernte Haut sowie Nahrungsmittel wie pflanzliche Öle, Eigelb, Milch, Kopfsalat oder Rattenfutter und fanden, dass Bestrahlung eine Substanz produzierte, die Rachitis genauso kurierte wie das Vitamin D im Lebertran. Ratten, die bestrahltes Futter zu sich nahmen oder deren Haut bestrahlt wurde, waren gegen Rachitis geschützt, im Gegensatz zu jenen, denen unbestrahltes Futter verfüttert worden oder deren Haut nicht bestrahlt worden war. Nachdem Steenbock erkannte, dass die einfache Bestrahlung bestimmter Nahrungsmittel, die normalerweise sowieso in der Diät vorkamen, eine große Anzahl von Kindern von der Knochenkrankheit verschonen könnte, ließ er den Prozess der Bestrahlung von Nahrungsmitteln mit ultravioletten Licht 1924 patentieren und spendete alle künftigen Einnahmen für die Unterstützung der Forschung an der Universität von Wisconsin.

Bei 1924 war der Kampf gegen Rachitis praktisch gewonnen. Überall in den Vereinigten Staaten begannen Kinder bestrahlte Milch und Brot zu sich zu nehmen und scheinbar über Nacht schrank die nahe bevorstehende Drohung einer Epidemie zu einem halb vergessenen historischen Ereignis. Aber die Suche nach einem Verständnis von Vitamin D fing gerade erst an. Wissenschaftler wussten immer noch fast nichts davon, was Vitamin D war, oder wie es funktionierte.

Die Suche nach der genauen Substanz in Nahrung und Haut, die durch ultraviolette Bestrahlung aktiviert wurde, fuhr fort. Mehrere Forschungsteams, Steenbock und Black von Wisconsin; Hess, Weinstock und F. Dorothy Helman von der Columbia-Universität, und O. Rosenheim und T. A. Webster vom Nationalen Institut für

Medizinische Forschung in London, bestätigten, dass die Substanz in tierischen und pflanzlichen Fetten vorkommt. Sie bewiesen außerdem, dass es in der Fraktion der Fette lokalisiert ist, die Sterolmoleküle enthält. Die Forscher fanden, dass gereinigtes Cholesterin (ein wichtiges tierisches Sterol) und Phytosterole (pflanzliche Sterole), die beide an und für sich keine anti-rachitischen Eigenschaften hatten, nach UV-Bestrahlung anti-rachitisch wirkten.

Wissenschaftler, die Vitamin D studierten, mussten sich bis zu diesem Punkt mit der Charakterisierung der flüchtigen Substanz auf der Basis seiner physiologischen Wirkungen zufriedengeben. Die Arbeit des organischen Chemikers Adolf Windaus aus Göttingen in Deutschland würde jedoch die chemischen Werkzeuge zur Verfügung stellen, die schließlich die genaue molekulare Identität des Vitamin Ds erschlossen. Windaus hatte zu Beginn des Jahrhunderts sein Studium von Cholesterin und verwandten Sterolen begonnen, über die damals praktisch nichts bekannt war. Er glaubte von Anfang an, dass Sterole, die in jeder Zelle vorkommen, als Ausgangssubstanz anderer natürlicher Substanzgruppen betrachtet werden müssen und war davon überzeugt, dass Untersuchungen in die Struktur dieser Moleküle unerwartete Ergebnisse erbringen würden.

Windaus wurde 1925 als führender Sterol-Experte anerkannt, und Hess lud ihn ein, nach New York zu kommen, um an anti-rachitischen Vitaminen zu arbeiten. Windaus arbeitete gleichzeitig mit Rosenheim und Webster in London, und 1927 schlossen beide Teams aufgrund einer Folge von geschickten chemischen Umwandlungen und Vergleichen mit bekannten Verbindungen, dass Ergosterol die wahrscheinliche Ausgangssubstanz von Vitamin D in der Nahrung war. Im folgenden Jahr, zurück in seinem eigenen Laboratorium in Göttingen, isolierte Windaus drei Formen des Vitamins: zwei aus bestrahlten Pflanzensterolen, die er D1 und D2 nannte, und eines aus bestrahlter Haut, welches er D3 nannte. Das britische Team von F. A. Askew definierte 1931 das chemische Make-up von D2, der Form von Vitamin D, die in bestrahlter Nahrung vorkommt (nun Ergocalciferol genannt) und die vom Vorläufermolekül Ergosterol abstammt. Fünf Jahre später, 1936, synthetisierte Windaus das Molekül 7-Dehydrocholesterol und konvertierte es durch Bestrahlung zu Vitamin D3, nun Cholecalciferol genannt. Obwohl angenommen wurde, dass Vitamin D in der Haut durch Photosynthese aus 7-Dehydrocholesterol hervorging, dauerte es mehr als drei Jahrzehnte, bis dies letztendlich bewiesen war. R. P. Esvelts Team aus Wisconsin und Michael F. Holick von der Endokrin-Abteilung des Allgemeinkrankenhauses in Massachusetts demonstrierten unabhängig voneinander, dass VitaminD3 in der Tat in der Haut durch Bestrahlung produziert wird.

Aufgrund dieser Entdeckungen wurde es möglich, das Vitamin in großen Mengen herzustellen. Die Synthese des Vitamins kostet einen Bruchteil dessen, was es kostet, Nahrung zu bestrahlen und zerstört oder verändert nicht den Geschmack der Speisen, was manchmal nach Bestrahlung der Fall ist. Synthetisiertes Vitamin D war der Grundstein der öffentlichen Gesundheitskampagne, um Rachitis auszurotten. Windaus wurde 1928 der Chemie-Nobelpreis für seine "Forschung in den Aufbau der Sterole und ihrer Verbindung zu Vitaminen" verliehen.

Mit Rachitis unter Kontrolle konzentrierten sich Wissenschaftler nun darauf, herauszufinden wie der Wunderknochenbilder funktionierte. Im Verlauf der nächsten vierzig Jahre erkundete eine Anzahl von Forschungsteams den Pfad des Stoffwechsels von Vitamin D im Körper. Eins der verwirrenden, anfänglichen Ergebnisse war, dass die Stoffwechselnebenprodukte von Vitamin D alle biologisch inaktiv zu sein schienen. Wie, dann, würde Vitamin D Knochen bilden und Rachitis heilen?

Wissenschaftlern fehlten die Werkzeuge, um diesen komplizierten Prozess im lebenden Organismus zu verfolgen. Dies gelang erst Mitte der sechziger Jahre, nachdem neue Techniken, die radioaktiv markierte Substanzen benutzen, verfügbar wurden. Zwischen 1968 und 1971 machten Forscher große Fortschritte im Verständnis des Stoffwechsels von Vitamin D und seiner physiologischen Aktivität. Das Team von Hector F. DeLuca von der Universität von Wisconsin isolierte 1968 eine aktive Substanz, die als 25-Hydroxyvitamin D3 identifiziert wurde, und wie sie später herausfanden, in der Leber produziert wird. Während der nächsten zwei Jahre, beschrieben das Wisconsin-Team, Anthony W. Norman und Kollegen von der Riverside-Universität in Kalifornien und E. Kodicek und Mitarbeiter von der Cambridge-Universität in England unabhängig voneinander die Existenz eines zweiten aktiven Metaboliten. Kodicek und David R. Fraser zeigten, dass dieser zweite Metabolit in der Niere produziert wird. 1971 schließlich veröffentlichten alle drei Forschergruppen Berichte, in denen sie die chemische/molekulare Struktur dieses Metaboliten, der als 1,25-Dihydroxyvitamin D3 identifiziert wurde, beschrieben. Damit war klargestellt, dass die Leber Vitamin D3 in 25-Hydroxyvitamin D3, die zirkulierende

Hauptform des Vitamins, umwandelt. Die Nieren konvertieren 25-Hydroxyvitamin D3 dann zu 1,25-Dihydroxyvitamin D3, der aktiven Form des Vitamins.

Der Vitamin-D Zyklus

Wie hier illustriert, können Menschen einen Vorläufer bekommen (inaktiv) Form von Vitamin D von Essen und auch von der fotosynthetischen Reaktion, die vorkommt, wenn 7-Dehydrocholesterol in Haut-Zellen zu ultraviolettem Licht freigelegt werden. Dieser inaktive Vorläufer reist zur Leber, wo es sich zu 25-Hydroxyvitamin D3 verändert hat, die bedeutende zirkulierende Form von Vitamin D3. Die Nieren dann konvertieren diese dazwischenliegende Form des Vitamins zu 1,25-dihydroxyvitamin D3-- ein Hormon der nicht nur Kontrollen-Kalzium-Stoffwechsel durch das Vergrößern von Darm Kalzium-Absorption und Knochen-Kalzium-Mobilmachung, sondern hat auch viele andere Wirkungen überall in der Körper.

Aber wie beeinflusst all dies die Kalziumablagerung, die starke Knochen aufbaut? Seit den fünfziger Jahren hatten Wissenschaftler über die Bedeutung zweier Ergebnisse gerätselt, die mit dieser Frage verwandt waren. Der schwedische Forscher Arvid Carlsson machte Anfang dieses Jahrhunderts die erschreckende Entdeckung, dass Vitamin D Kalzium sogar aus Knochen entfernen kann, wenn es vom Körper gebraucht wird. Der norwegische Biochemiker R. Nicolaysen, der jahrelang verschiedene Diäten an Tieren ausprobiert hatte, schloss gleichzeitig, dass die Aufnahme von Kalzium aus dem Essen von irgendeinem unbekannten "endogenen Faktor " dirigiert wird, der dem Darm die

Kalziumbedürfnisse des Körpers mitteilt. Experimente, die die Aktivierung von Vitamin D verfolgten, lieferten die Antworten.

Ein wichtiges Ergebnis jener Experimente war die Neuklassifizierung von 1,25-Dihydroxyvitamin D3, der aktiven Form von Vitamin D, als ein Hormon, das den Kalziumstoffwechsel steuert. Ein Hormon ist eine chemische Substanz, die von einem Organ produziert wird, und dann im Blutkreislauf zu einem Zielorgan, wo es eine bestimmte biologische Reaktion verursacht, transportiert wird. Der Grund für die Neuklassifizierung der aktiven Form von Vitamin D war die Realisierung, dass 1,25-Dihydroxyvitamin D3 von den Nieren produziert wird, und dass es sich nach Sekretion durch die Nieren in den Zellkernen des Darms anhäuft, wo es den Kalziumstoffwechsel reguliert. Mark R. Haussler von der Universität in Arizona bestätigte 1975 die Entdeckung eines Proteinrezeptors, der aktives Vitamin D an den Kern von Darmzellen bindet.

Nachdem Vitamin D mit dem Darm in Verbindung gebracht war, konzentrierten sich die Wissenschaftler nun auf den Mechanismus für die Kontrolle von Kalzium. Forscher bemerkten, dass ein Anstieg des Kalziumspiegels in der Nahrung mit einem Absinken der Menge an aktivem Hormon Vitamin D im Körper einherging und umgekehrt, ein Rückkoppelungsmuster, das eindeutig zum Hormon Vitamin D als dem von Nicolaysen beschriebenen "endogenen Faktor" für die Kalziumregulation hinwies. Viele Forschungsgruppen, einschließlich jener von den Universitäten in Wisconsin und Cambridge, konzentrierten sich nun auf die Jagd nach der Beziehung zwischen dem Hormon Vitamin D und dem Rest des endokrinen Systems im Körper. Sie fanden heraus, dass ein

Nebenschilddrüsenhormon für die Beibehaltung eines adäquaten Niveaus an Vitamin D im Blut entscheidend war. Wenn Kalzium gebraucht wird, schickt die Nebenschilddrüse das Nebenschilddrüsenhormon zu den Nieren, um die Produktion von Vitamin D auszulösen. Dieses Hormon wiederum veranlasst den Darm, Kalzium aus der Nahrung zu entnehmen und ins Blut überzuführen. Wenn die Kalziumaufnahme zu gering ist, um normale Funktionen zu unterstützen, initiieren Vitamin D und das Nebenschilddrüsenhormon einen Prozess, in dem in Knochen abgelagertes Kalzium mobilisiert wird (eine Bestätigung des beinahe zwanzig Jahre alten schwedischen Ergebnisses).

Die Regulation des Blut-Kalziumspiegels ist wichtig. Wenn zu wenig Kalzium im Blut ist, schalten sich Gewebezellen - besonders Nerven- und Muskelzellen - ab, was im Körper Schüttelkrampfe auslöst; wenn zu viel Kalzium im Blut ist, verkalken die Organe und hören schließlich auf, zu arbeiten. Für Patienten, die ihre Nebenschilddrüse oder Nieren verloren hatten und nicht länger den Kalziumspiegel im Blut regulieren konnten, hatte das neu synthetisierte Hormon Vitamin D, wenn mit viel Kalzium verabreicht, eine dramatische Wirkung und heilte sie von Schüttelkrampfen und chronischer Knochenerkrankung.

Nachdem seine Rolle für die Kalziumaufnahme skizziert worden war, begannen Forscher in den siebziger Jahren damit, Vitamin D genauer zu erforschen - und mit überraschenden Ergebnissen. Es gelang mehreren Gruppen, Vitamin D im Kern von Zellen nachzuweisen, die nicht Teil des klassischen Kalziumregulationssystems waren, wie etwa das Gehirn, Lymphozyten (Infektionen bekämpfende weiße Blutkörperchen),

Haut und krebsartige Gewebe. Was hatte Vitamin D an diesen Stellen zu suchen?

In den frühen achtziger Jahren entdeckte der japanische Forscher Tatsuo Suda, dass unreife krebsartige Leukämiezellen nach Gabe des Hormons sich differenzierten, reiften, und aufhörten zu wachsen. Die Menge von Vitamin D, die benötigt wird, um das Wachstum von Tumoren und Krebs anzuhalten, hat sich bisher jedoch als zu toxisch für eine Anwendung im Menschen gezeigt, aber Sudas Entdeckung ließ annehmen, dass dieses faszinierende Hormon, eine Rolle jenseits der Regulation des Kalziumspiegels im Körper spielt. Die Entdeckung leitete eine neue Ära in der Vitamin D Forschung ein.

Mitte der achtziger Jahre fand eine Gruppe von Forschern, die von S. C. Manolagas geleitet wurde, dass das Hormon Vitamin D auch eine Rolle in der Modifikation des Immunsystems zu spielen scheint. S. Yang und andere Forscher in DeLucas Laboratorium fanden 1993, dass Ratten, denen eine große Dosis von Vitamin D gegeben worden war, vor der Entzündung geschützt wurden, die normalerweise mit Wunden und chemischen Reizerregern assoziiert wird. Diese unerwartete, immunosuppressive Wirkung von Vitamin D eröffnete eine Reihe neuer Möglichkeiten - einschließlich seiner Anwendung in der Kontrolle von Autoimmunerkrankungen.

Die Wirkung von Vitamin D auf Schuppenflechte, einer entstellenden Hautkrankheit, unter der weltweit 50 Million Patienten leiden, ist genauer bekannt. Aus unbekannten Gründen verursacht Schuppenflechte die unkontrollierbare Teilung von

Hautzellen. Die mangelnde Differenzierung und normale Entwicklung veranlasst ein Klumpen der Zellen und unansehnliche Ausschläge, Schuppen und Narben. In den achtziger Jahren demonstrierte ein japanisches Forschungsteam, dass 1,25-Dihydroxyvitamin D3 das Hautzellwachstum hemmen kann. Eine genauere Untersuchung dieser Hemmung durch ein Team von Wissenschaftlern von der Medizinischen Hochschule in Boston, das von Michael F. Holick geleitet wurde, ließ die Forscher schließen, dass Vitamin D für die Behandlung von Schuppenflechte geeignet wäre.

Anfängliche Experimente mit Vitamin D von Holick und Kollegen zeigten, dass die äußerliche Anwendungen des Hormons erstaunlich wirksam war. Nach zweimonatiger, äußerlicher Behandlung zeigten sich Verbesserungen der Läsionen in 96.5 Prozent der Patienten mit Calcitriol (dem Hormon Vitamin D) und ohne erkennbare Nebenwirkungen, im Vergleich zu nur 15.5 Prozent der Kontrollpatienten, die mit Petroleum allein behandelt worden waren. Die amerikanische Gesundheitsbehörde genehmigte 1994 eine auf Vitamin D-basierende, äußerlich angewandte Behandlungsmethode für Schuppenflechte, Calcipotriol genannt.

Zu Beginn des 21. Jahrhunderts erkennen wir, dass die wissenschaftliche Grundforschung, die in den vorausgehenden zwei Jahrhunderten betrieben wurde, nicht nur den Mechanismus des flüchtigen Hormons Vitamin D entschlüsselt hat, sondern auch Wege erschlossen hat, um die Gesundheit von sowohl Erwachsenen als auch Kindern zu schützen. Forscher verfolgen viele neue Anwendungsmöglichkeiten für Vitamin D, aber seine

Rolle im Aufbau und der Erhaltung von Knochen fährt fort, eine wichtige Gesundheitsfrage zu sein, besonders für Erwachsene in mittlerem und fortgeschrittenem Alter.

Artikel von Raphael Seiler

Die sagenhaften Kräfte von hochdosiertem Vitamin D3

Dass das ‚Sonnenvitamin' wichtig für unsere Gesundheit ist, wissen viele. Doch selbst jene, die Vitamin D als Nahrungsergänzung nutzen, nehmen meistens nur so wenig davon ein, dass es sein wahres Wirkungspotenzial gar nicht entfalten kann. Und das ist ganz im Sinn gewisser Interessengruppen, um nicht Pharma-Konzernen zu sagen.

„Vor sechs Tagen lag ich im Sterben und das ist kein Witz! Ich habe die letzten achtzehn Jahre furchtbar gelitten. Ich bin nun fünfundzwanzig Jahre alt. In den Jahren 2012/13 habe ich insgesamt dreißig Tage in diversen Notaufnahmen verbracht und fünfunddreißig unentgeltlich tätige kanadische Ärzte aufgesucht, von denen mir keiner helfen konnte." Mit diesen Worten begann eine E-Mail, die Jeff Bowles, Autor des Buches Hochdosiert: Die wundersamen Auswirkungen extrem hoher Dosen von Vitamin D3, eines schönen Tages erhielt. „Ich hatte bereits 75 Prozent meiner Muskelkraft, 30 Prozent meiner Muskelkoordination und 99 Prozent meiner muskulären Ausdauer eingebüßt. Ich zitterte die ganze Zeit, konnte mich nicht vorbeugen und schon gar keine Liegestütze machen, hatte schwere Depressionen, wurde während meiner hypoglykämischen Anfälle oft blind, litt an schwerer

Hypoglykämie, Insulinresistenz, Vitiligo an meinem Penis und an äußerst schmerzhaften Problemzonen; einem Knochensplitter in meinem Fuß, der sich beim Gehen anfühlte, als würde ich auf einen spitzen Stein treten; einem Schmerz im Rücken und schrecklichen Schmerzen im Handgelenk; ebenso litt ich unter Schmerzen in der rechten Fußsohle und hatte starke Kieferschmerzen, die nach Entfernung eines Weisheitszahnes vor sieben Jahren bestehen blieben. Außerdem hatte ich eine Hörschwäche. Mein ganzes Leben lang hatte ich Hunger und aß unentwegt vier bis zehn Mahlzeiten am Tag.

Am ersten Tag meines Selbstversuches beschloss ich, 50'000 IE (Internationale Einheiten) Vitamin D3 einzunehmen, am zweiten und dritten Tag waren es 150'000 IE, am vierten dann 400'000 IE, am fünften 714'000 (eine absolut irre Dosis), am sechsten Tag 200'000 IE. – Plötzlich heilen alle Problemzonen in meinem Körper, der Knochensplitter im Fuß verschwindet über Nacht, ich wache rot am ganzen Körper auf, alles verheilt, ich spüre ein Brennen in den Schmerzzonen, auch auf den Ohren, ich schlafe länger und merke, dass ich doppelt so gut höre, mein Blutzuckerwert ist jetzt so stabil, dass ich ihn nicht mehr messen muss, ich fühle mich energiegeladen, habe keine Depressionen, die Hypoglykämie ist weg (ich hätte mein ganzes Geld dafür gegeben, diese grauenhafte Krankheit zu heilen). Ich werde nicht mehr phasenweise blind, meine Libido ist sagenhaft angestiegen, der Vitiligo beginnt zu heilen.

Dazu möchte ich erwähnen, dass nicht nur Vitamin D3 für diesen Erfolg verantwortlich ist. Ich habe auch noch Vitamin K2, Kalzium und Magnesiumchlorid in sehr hohen Dosen zu mir genommen.

Auch meine Muskelschwäche hat sich fast ganz gegeben. Die Muskelkoordination ist viel besser, das Muskelzittern ist zwar noch da, nimmt aber stetig ab. Ein Wahnsinn, dabei bin ich erst am sechsten Tag!"

Vitamin D – Eine Mangelware

Nein, wir empfehlen solch drastische Rosskuren nicht unbesehen zur Nachahmung. Erfahrungsberichte wie dieser – und solche gibt es immer mehr – zeigen aber, welches (kaum vorstellbare) Potenzial in diesem Vitamin brachliegt. Und das sollten wir gemäß der neuen wissenschaftlichen Erkenntnisse nutzen. Denn heutzutage leidet fast jeder Mensch an einem drastischen Vitamin D-Mangel. Er ist der häufigste pathologische Laborwert in Deutschland, ein sogenanntes Massenphänomen. Und doch wird dem Vitamin D-Mangel von der heutigen Medizin und Wissenschaft immer noch keine Bedeutung beigemessen, obwohl die immense Kraft dieses ‚Sonnenvitamins' schon längst durch etliche Studien und Tausende Fallbeispiele bewiesen wurde. In den USA hat man zum Beispiel festgestellt, dass etwa eine Milliarde US-Dollar ausgegeben werden müsste, um die ganze Bevölkerung mit genügend Vitamin D3 zu versorgen. Gleichzeitig könnte man jedoch sechzehn bis fünfundzwanzig Milliarden US-Dollar einsparen, weil die Anzahl chronischer Krankheiten so drastisch zurückginge. Dies ist denn auch der Hauptgrund, weshalb die heutige Medizin immer noch die Augen vor dem Vitamin D verschließt: Es ist einfach zu preisgünstig und zu wirkungsvoll.

„In den letzten Jahren hat eine Flut wissenschaftlicher Forschungen enthüllt, dass Vitamin D-Mangel, Krebs, Osteoporose,

Depressionen, Diabetes, Herzkrankheiten und Nierenleiden verursacht. Mit anderen Worten: Vitamin D-Mangel ist der Eckstein, auf dem die Profitmaschine der pharmazeutischen Industrie ruht. Das ganz große Geld, das nun in die Koffer der Krebsindustrie und der Medikamentenhersteller geschaufelt wird, stammt meistens von Patienten, die an einem beklagenswerten Vitamin D-Mangel leiden", schreibt Mike Adams auf NaturalNews.com.

Die Pharmafirmen versuchen deshalb mit allen Mitteln, den Vitamin D-Spiegel der Bevölkerung so tief wie möglich zu halten. 1980 wurden zum Beispiel große Kampagnen gestartet, um die Bevölkerung vor den ‚Gefahren der Sonne' zu warnen: Man sollte die Sonne von elf bis fünfzehn Uhr meiden, genau dann also, wenn die UVB-Strahlen am stärksten sind und mit Abstand am meisten Vitamin D gebildet wird. Auch darf man nun kein Sonnenbad mehr ohne Sonnenschutzmittel nehmen, welche jedoch die UVB-Strahlen reflektieren und somit blockieren. Ganz zu schweigen von all den Nanopartikeln, die man sich damit auf die Haut schmiert.[1] Die empfohlene Tagesdosis von Vitamin D wurde von der US-Regierung zuerst von 400 IE auf 800 IE und nun auf 2000 IE am Tag angehoben, was laut Dr. John Cannell, dem Gründer und Leiter des amerikanischen Vitamin D Council, trotzdem völlig lächerlich und fast schon kriminell ist. Vor allem in Amerika wären viel höhere Tagesdosen vonnöten, da ein Großteil der Bevölkerung fettleibig und/oder dunkelhäutig ist. Fettleibige Menschen brauchen eine viel höhere Vitamin D-Zufuhr, da die Fettzellen Vitamin D speichern, und dunkelhäutige Menschen benötigen etwa zehnmal mehr UVB-Strahlen, um die gleiche Menge von Vitamin D herzustellen.

Im Jahr 2010 litten 70 Prozent der weißen US-Bürger an einem Vitamin D-Mangel. Unter der afroamerikanischen Bevölkerung lag der Wert bei 97 Prozent, was sich auch in einer viel höheren Krebsrate unter Schwarzen niederschlug. Die Forschungsaussagen sind diesbezüglich eindeutig: Laut einer Studie verhindert Vitamin D 77 Prozent aller Krebserkrankungen.

In Deutschland ist im Jahresdurchschnitt ein Vitamin D-Spiegel von sechzehn Nanogramm pro Milliliter Blut (ng/ml) zu verzeichnen. Im Winter liegt dieser sogar bei nur acht bis zwölf ng/ml. Zum Vergleich: Werte unter zwanzig ng/ml werden bereits von vegetativen Beschwerden wie Müdigkeit, unruhigem Schlaf, Muskelzucken und Schwunglosigkeit begleitet.

Man kann also schon allein anhand dieser Zahlen erklären, weshalb ein Großteil der Bevölkerung an den eben genannten chronischen Beschwerden leidet. In den Wintermonaten Oktober bis März kann vom Körper kein Vitamin D gebildet werden. Aufgrund des niedrigen Sonnenstandes werden die UVB-Strahlen durch die Atmosphäre herausgefiltert und erreichen somit nicht die Erdoberfläche. Genau diese UVB-Strahlen sind jedoch notwendig, dass der Körper selbst Vitamin D herstellen kann. Also sinkt der Vitamin D-Spiegel während dieser Zeit Monat für Monat um zwanzig Prozent. Dies führt zu den bekannten Winterleiden wie Depressionen, Grippewellen, Erkältungen etc.

Nur, gerade im Sommer bekommt man von der Sonne genügend Licht ab, um wenigstens einen Vitamin D-Spiegel von über zwanzig ng/ml zu bilden. So liegt der durchschnittliche ‚Sommerwert' in Deutschland bei 24 ng/ml. Doch selbst dies ist längst nicht optimal. Davon spricht man erst bei fünfzig bis neunzig ng/ml – eine Vitamin D-Konzentration im Blut, die die meisten am Äquator lebenden Naturvölker aufweisen.

Nebenbei bemerkt: Der Körper produziert in nur dreißig Minuten Sonnenbaden über die Haut 10'000 bis 20'000 IE Vitamin D3 (das sind 250 bis 500 Mikrogramm, also ein Viertel bis ein halbes Milligramm). Trotzdem behaupteten Wissenschaftler und Arzneimittelhersteller jahrzehntelang, Vitamin D-Gaben über 400 IE seien giftig und stellten gleichzeitig (schon in den 1930er-Jahren) ‚neue' Krebsmedikamente her, die nichts anderes als 50'000 IE Vitamin D2 enthielten.

Das Beispiel vom Sonnenbaden zeigt auch, dass man diese ‚Internationalen Einheiten' nach dem gesunden Menschenverstand viel größer bemessen müsste. Schließlich handelt es sich bloß um eine willkürlich festgesetzte Maßeinheit. Es wäre ja auch angemessen und natürlich, wenn man die vom Körper in einer halben Stunde geschaffene Vitamin D-Menge mit ein bis zwei IE beziffern würde, statt mit dem Zehntausendfachen. – Aber eben auf diese Weise kann man in der nicht aufgeklärten Bevölkerung viel besser den Eindruck erwecken, die lachhaft und eigentlich schon verbrecherisch tiefen ‚empfohlenen Tagesmengen' seien tatsächlich ausreichend. Gleichzeitig schreckt dieses System viele Menschen davor ab, sehr ‚hohe' (und entsprechend wirkungsvolle) Vitamin D-Dosen einzunehmen.

Manche Ärzte bezeichnen den mittlerweile chronischen Vitamin D-Mangel in der Bevölkerung als „Winterschlaf-Syndrom" – der Körper schraubt nämlich seine Körperfunktionen herunter und existiert bloß noch auf Sparflamme. Das hat natürlich Folgen für unsere Gesundheit und unser Wohlbefinden. Im vollständigen Artikel erklären wir Ihnen die genauen Zusammenhänge. Und wir schreiben, weshalb Vitamin D so wichtig für den Knochenaufbau ist und am besten zusammen mit Vitamin K2 eingenommen werden sollte. Neben vielen positiven Fallbeispielen stellen wir Ihnen auch eine ärztlich erprobte Vitamin D- Therapie vor, die unter anderem die Kalzium-Aufnahme des Körpers harmonisiert.

Vitamin D – das Sonnenvitamin

Artikel von Britta Diana Petri

Seit uralten Zeiten verehrten die Menschen die Sonne als Gottheit, und das mit Recht. Sie ist es, die unsere Biosphäre auf Mutter Erde erhält, uns damit Leben schenkt und dieses Leben jeden Tag aufs Neue mit ihren Strahlen nährt. Sowohl Menschen als auch Tiere wussten schon immer um ihre Abhängigkeit zur Sonne und nutzten ihre heilenden Strahlen bei jeder Gelegenheit. Erst in unserer „hochzivilisierten" Welt leiden praktisch alle Menschen an einem eklatanten Mangel des Sonnenvitamins D. Mit gravierenden Folgen für Körper und Gemüt.

Heute ist das natürliche Gesundheitsbewusstsein der Menschen kaum noch vorhanden. Sie praktizieren eine lebensfremde Lebensweise und versuchen, mit Pillen ihrer Probleme Herr zu werden. Etwas vom Schlimmsten, was sie gegenwärtig tun –

angeleitet durch konventionelle Gesundheitsexperten – ist, sich von der Sonne abzuwenden aus Angst vor Hautkrebs.

Es wird jeden Tag deutlicher, dass hier etwas gewaltig schiefläuft und dass wir dringend eine „Heilung" des Gesundheitswesens benötigen. Solange wir von außen keine vernünftigen Ratschläge bekommen und global von den Lebensgrundlagen weg in die Irre geführt werden, sollten wir uns auf uns selbst konzentrieren und in uns selbst nach den richtigen Antworten und Wegen suchen. Da werden wir fündig!

Bisher brachte man Vitamin D-Mangel vorwiegend mit Rachitis (Knochenerweichung bei Kindern), oder auch „englische Krankheit" genannt, in Verbindung. Der Grund dafür war, dass eine große Anzahl an Kindern, die in dunklen Hinterhöfen der englischen Großstädte aufwuchsen, daran erkrankte. Ihnen mangelte es einfach an Sonnenlicht.

Derzeit befassen sich Forscher weltweit mit dem Thema Vitamin D, da bei verschiedensten Krankheitsbildern vermehrt Vitamin D-Mangel festgestellt werden konnte. Auch Dr. Robert O. Young, mit dessen Arbeit ich mich seit Jahren befasse, vertiefte sich in diese Thematik. Er kam zu dem Schluss, dass es unter den gegebenen Umständen von Bedeutung ist, einen Vitamin D-Mangel durch natürliche Ergänzungspräparate auszugleichen und naturgesunde Maßnahmen zu treffen, die einen verantwortungsvollen Umgang mit der Sonne wieder ermöglichen. Mittlerweile weisen nach Angaben der Forscher schon beinahe alle Menschen, egal welchen Geschlechts, welchen Alters, welcher Hautfarbe und ob sie in sonnigen oder weniger sonnigen Regionen leben, einen erheblichen Vitamin D-Mangel auf. Dunkelhäutige Menschen und Menschen von schwarzer Hautfarbe sind ganz besonders betroffen. Sie brauchen viel mehr Sonne, um ausreichend Vitamin D zu produzieren, als hellhäutige Menschen. Besonders weit verbreitet ist Vitamin D-Mangel in Industrieländern. In einer amerikanischen Studie spricht man sogar schon von einer Pandemie. Vitamin D-Mangel soll zu Bedingungen beitragen, die einer ganzen Reihe von Krankheiten und degenerativen Prozessen Tür und Tor öffnen wie z.B. Multiple Sklerose, Parkinson, Alzheimer, Fibromyalgie, chronische Erschöpfung, Epilepsie, Muskelschwäche, verschiedene Krebsarten, Diabetes, Depression, Schizophrenie, Herz-Kreislauf-Probleme, Hautprobleme, vorzeitige Alterung, Migräne, Vitamin Immunschwäche, grippale Infekte und vieles andere mehr.

In einer neueren Studie fand man heraus, dass sogar bei 83 Prozent der Menschen in Saudi-Arabien die Vitamin D-Versorgung unzulänglich war, obwohl diese Bevölkerung in einem der sonnigsten Gebiete unseres Planeten lebt. Dr. Andrew Jones, medizinischer Leiter des Women's Health Institute, stellte fest: Der Vitamin D-Mangel betrifft Kinder und Erwachsene gleichermaßen.

Gesundheitliche Fehlentwicklungen, die pandemisch auftreten, könnten damit in Zusammenhang gebracht werden, dass die denaturierte Denk-, Lebens- und Ernährungsweise sich immer schneller über den ganzen Planeten ausbreitet. Je besser die Medien überall die Menschen erreichen, desto mehr verbreiten sich auch die Faktoren, die dabei kommuniziert werden. Es wäre wohl ein Segen, würde es sich um „die Gesundheit und das Leben fördernde Faktoren" handeln!

Dem ist aber leider nicht so. Immer noch überwiegen Fehlinformationen und Panikmache. Auch die massenmanipulative Werbung trägt wesentlich dazu bei, dass „ein große Menschenmengen umfassender Einfluss" stattfindet, der die degenerative Denk-, Lebens- und Ernährungsweise weltweit noch mehr fördert. Die Folge ist: Übersäuerung, Verschlackung, Vergiftung und Nährstoffdefizite nehmen weltweit immer größere Ausmaße an. Damit haben wir dann so etwas wie einen Pandemie-Effekt!

Leider wird weder in den Schulen, in der Familie, noch über die Massen-Medien gelehrt, wie man wirklich Voraussetzungen für Gesundheit schaffen kann. Aufgrund dieser Unwissenheit leben die meisten Menschen unter mehr oder weniger unzureichenden Lebensbedingungen. Auch heute, wo es um weltweiten Vitamin D-Mangel geht, ist deutlich zu erkennen, wie weit sich ein globales Defizit an Gesundheitsbildung auswirkt. Die Welt schützt sich vor der Sonne, der Lebensspenderin des gesamten Planeten! Warum kommen wir auf solche absurde Ideen?

Wirksame Medikamente gegen Krebs nichts weiter als hochdosiertes Vitamin D

Forschung und Pharma wollten der Welt bereits in den 30iger Jahren des letzten Jahrhunderts weismachen, dass Vitamin-D-Dosen über 400 IE lebensgefährlich seien. Eine ganz andere Sprache hingegen sprechen die Krebsmittel Deltalin, Drisdol und Dalsol, in denen nichts Weiteres als 50.000 IE Vitamin D und

Füllstoffe nachgewiesen werden konnten. Diese Mittel sind sehr erfolgreich am Markt.

Heute wissen wir, dass es auch der Pharma in der Depression in dieser Zeit wirtschaftlich überhaupt nicht gut ging. Alle Arzneimittelhersteller waren bemüht, sich mit „neuen" Medikamenten, wie den genannten finanziell über Wasser zu halten. Da diese Krebsarzneien tatsächlich wirkten, hielt man die Öffentlichkeit weiter in dem Glauben, dass hohe Dosen Vitamin D giftig wären. Dieser wohlweislich verbreitete Irrglaube ist umso absurder, wenn man bedenkt, dass unsere Haut bei nur 20 Minuten Sonneneinwirkung bereits etwa 20.000 IE Vitamin D produziert.

Kampf um die Macht auf dem Gesundheitsmarkt

Ein in der Zwischenzeit von Glaxo erwirktes Patent auf das Vitamin D wurde im Jahre 1943 für ungültig erklärt, daher sahen sich die Pharma-Konzerne genötigt, Vitamin D auf eine andere Art und Weise wieder unter ihre Kontrolle zu bekommen. In dem New Yorker Staatsanwalt Nathan Goldstein fanden sie „ihren" Mann. Er entschied kurzerhand, dass Vitamine Arzneimittel seien und nur von Apotheken und registrierten Drogerien verkauft werden dürften.

Aber auch mit dieser Entscheidung hatte die Pharma nicht wirklich Glück, schon sehr rasch nach dieser Entscheidung wurde sie von einem Gericht für ungültig erklärt und verworfen, allerdings war die Pharma weit davon entfernt, aufzugeben.

Bereits im Jahr 1952 versuchte die FDA, das ist die amerikanische Lebensmittelüberwachungs- und Arzneimittelzulassungsbehörde unter Anstiftung der amerikanischen Pharma-Konzerne die Einführung aller „neuen" Lebensmittel und Konsumgüter für illegal zu erklären, wenn nicht vor Markteinführung von ihr zu dem jeweiligen Produkt eine Marktzulassung genehmigt wurde.

Aber auch diese „Machtübernahme" wurde von den Gerichten ans unzulässig entschieden.

Wenige Zeit später, im Jahr 1957 kam dann die FDA auf die Idee, alle Verkäufe von sogenannten „Nahrungsergänzungsmitteln" mit dem Begriff „Quacksalberei" zu verunglimpfen.

1960 dann entschied die FDA, bei Vitaminpräparaten den Folsäuregehalt auf 0,4 Milligramm zu beschränken. Jahre später musste man jedoch zugeben, dass diese Dosis zu gering war, weshalb Schwangeren dann eine höhere Dosis empfohlen wurde, um Krankheiten und Defekten bei Neugeborenen vorzubeugen.

Aber die Pharma war nicht zufrieden, so veranlasste sie die FDA im Jahr 1966 erneut, Schritte einzuleiten, der Lebensmittelindustrie die Verwendung von Vitaminen zu erschweren. Sie führte strengere Kontrollen und neue Obergrenzen bei der Vitamin-D-Anreicherung ein.

Sieben Jahre später verbot die FDA den kompletten Verkauf von hochdosierten Vitamin-A und Vitamin-D Präparaten. Niemand geringeres als der Chemiker und Nobelpreisträger Dr. Linus Paulus griff in einem Rechtsstreit vor einem Gericht die FDA deshalb in seiner Sachverständigenaussage an.

1974 wies der amerikanische Kongress dann die FDA in ihre Schranken. Die FDA wurde angewiesen, Vitamine als Lebensmittel und nicht als Arzneimittel zu behandeln. Jeder weitere Versuch in dieser Richtung wurde ihr untersagt. So kam es, dass die FDA 1976 die bereits vorhandenen Pläne, zukünftig für hochdosierte Vitamine ein ärztliches Rezept zu verlangen, fallen lassen musste.

Aber schon 1979 versuchte man es erneut, bestimmte Vitamin-Präparate als verschreibungspflichtige Arzneimittel klassifizieren zu lassen. Dieses Vorgehen sollte der erste vorsichtige Schritt in Richtung eines späteren Komplett-Verbotes sein.

Kaum zu glauben, aber die FDA hat die amerikanischen Gesundheitsämter ähnlich unter Kontrolle, wie die Pharma-Industrie unsere städtischen Gesundheitsämter. So kam es 1992 dazu, dass Beamte in Texas diverse Drogeriemärkte durchsuchten, ganze Lagerbestände beschlagnahmten und sogar Verhaftungen vornahmen. Einzige fadenscheinige Begründung war die Vermutung, es seien in Bezug auf die Vitaminverkäufe falsche therapeutische Aussagen gemacht worden.

Ein Jahr später war in der Planung, alle frei verkäuflichen Vitamine unter ihre Kontrolle zu bekommen.

Vitaminprodukte sind keine Nahrungsergänzungsmittel

BgVV (Bundesinstitut für Gesundheitlichen Verbraucherschutz Und Veterinärmedizin) rät zu Vorsicht bei nicht zugelassenen Arzneimitteln, die als sogenannte Nahrungsergänzungsmittel vertrieben werden

Immer wieder werden über das Internet in Deutschland sogenannte Nahrungsergänzungsmittel angeboten, die laut deutschem Recht als Arzneimittel eingestuft werden und nicht über die notwendige Zulassung verfügen. Ein Vertreiber solcher in Deutschland nicht zugelassener Arzneimittel ist Dr. Matthias Rath. Dr. Rath stellt derzeit in einem offenen Brief mit dem Titel "Schluss mit der Pharma-Bananenrepublik Deutschland" die absurde Behauptung auf, dass die Pharmaindustrie" im Rahmen der Tagung der Codex Alimentarius Kommission vom 10.-23 .Juni 2000 im BgVV in Berlin Marienfelde lebenswichtige Gesundheitsaussagen zu Vitaminen und anderen Naturtherapien per Gesetz für alle Mitgliedsländer der Vereinten Nationen" verbieten wolle.

Das BgVV nimmt im Auftrag des Bundesministeriums für Gesundheit den Vorsitz im Codex Alimentarius-Komitee "Ernährung und diätetische Lebensmittel" wahr und weist darauf hin, dass das Komitee das Thema "Vitamine als

Nahrungsergänzungsmittel für den prophylaktischen bzw. therapeutischen Einsatz" derzeit nicht diskutiert.

Stichwort Codex Alimentarius

Die Codex Alimentarius Kommission wurde 1962 als gemeinsame Einrichtung der Ernährungs- und Landwirtschaftsorganisation der Vereinten Nationen (FAO) und der Weltgesundheitsorganisation (WHO) gegründet. Sie hat zum obersten Ziel, durch die Erarbeitung von internationalen Lebensmittelstandards die Gesundheit der Verbraucher zu schützen und redliche Praktiken im internationalen Verkehr mit Lebensmitteln sicherzustellen.

Der Codex Alimentarius ist eine Sammlung von Definitionen und Sicherheitsanforderungen an Lebensmittel. Die Codex Normen besitzen einen hohen Stellenwert bei Streitschlichtungsverfahren im Rahmen der neuen Welthandelsordnung, die ihren Niederschlag im Übereinkommen zur Errichtung der Welthandelsorganisation (WTO - World Trade Organisation) gefunden hat.

BgVV und Codex Alimentarius

Die Bundesrepublik Deutschland ist Gastgeberland für das seit 1966 bestehende Codex Komitee "Ernährung und diätetische Lebensmittel" und damit für die Ausrichtung der im zweijährigen Turnus stattfindenden Sitzungen verantwortlich. Die Bundesregierung hat das Bundesinstitut für gesundheitlichen

Verbraucherschutz und Veterinärmedizin BgVV mit der Ausrichtung der Sitzungen und dem Vorsitz des Komitees betraut.

Im Übrigen ist dem über das Internet zugänglichen Bericht ALINORM 26/99 über die letzte Sitzung vom 21.-25. September 1998 zu entnehmen, dass keine Entscheidungen getroffen worden sind, die einen freien Warenverkehr von Vitamin- und Mineralstoffpräparaten als Nahrungsergänzungsmittel verbieten würden.

Nahrungsergänzungsmittel und Vitamine - die rechtliche Situation in Deutschland

Im deutschen Lebensmittelrecht ist der Begriff des Nahrungsergänzungsmittels nicht definiert. Vitamine werden derzeit in einer Dosierung bis zum dreifachen der DGE-Empfehlung für die tägliche Aufnahme (mit Ausnahme der Vitamine A und D) als Lebensmittel eingestuft. In höherer Dosis sind sie nur als Arzneimittel verkehrsfähig und müssen zugelassen werden.

Produkte, wie sie vielfach, so auch von Herrn Dr. Rath, via Internet vertrieben werden, fallen wegen ihrer sehr hohen Dosierung, der Einnahmeempfehlung sowie der therapeutischen Empfehlung in Deutschland unter das Arzneimittelgesetz. In der Regel wurde für diese Produkte weder eine Zulassung als Arzneimittel beantragt noch sind sie als Altarzneimittel fiktiv zugelassen. Es liegen auch keine wissenschaftlichen Belege für die Wirkung hinsichtlich der therapeutischen Anwendungsgebiete Schlaganfall und Herzinfarkt bzw. Arteriosklerose vor.

Gesundheitliche Schäden durch Überdosierung möglich

Das BgVV warnt bei sog. Nahrungsergänzungsmitteln, die Vitamine in hoher Dosis enthalten, dringend vor einer Selbstmedikation ohne ärztliche Kontrolle. Auch hinsichtlich möglicher Nebenwirkungen und gesundheitlicher Risiken sind solche Produkte ohne Zulassung nicht geprüft.

(Dieses Bundesinstitut existiert auch nicht von sich heraus, sondern ist auf den steten Fluss finanzieller Mittel angewiesen. Es steht jedem Deutschen frei, ein Institut zu gründen, dessen Standort auszuwählen und ihm einen Namen zu geben. Man kann also Weltinstitute, Internationale Gesundheitsinstitute, oder wie hier Bundesinstitute ins Leben rufen und sich mit dem Namen den Anschein geben, als sei so ein Institut der Bundesregierung unterstellt, ist es aber nicht automatisch. Ähnlich wie das Paul-Ehrlich-Institut oder das Robert-Koch-Institut ist auch das Bundesinstitut für Gesundheitlichen Verbraucherschutz Und Veterinärmedizin gern bereit, großzügige Unterstützungen von der Pharma anzunehmen. Wen wundert es also, wenn dann kleine „Gefälligkeiten" in den Codex Alimentarius einfließen.)

Codex Alimentarius— Die größte Bedrohung für die Gesundheit in der Geschichte der Menschheit

Dr. Rath schreibt in einem seiner Aufsätze seine Bedenken deutlich heraus:

„Die Codex Alimentarius-Kommission wird von zukünftigen Generationen als die größte Bedrohung für das Menschenrecht auf Gesundheit gesehen werden, die die Welt jemals gekannt hat. Noch nie zuvor in der Geschichte hat eine einzelne Interessengruppe, die Pharma-Industrie, so schamlos versucht, die Gesundheit von Milliarden von Menschen zu gefährden, nur um ihre Multi-Milliarden-Märkte für verschreibungspflichtige Medikamente zu erhalten.

Was ist die Codex Alimentarius-Kommission?

Die Codex Alimentarius-Kommission wurde 1963 unter dem starken Einfluss der pharmazeutischen Industrie als internationales Organ für die Festsetzung weltweiter Lebensmittelstandards gegründet, nachdem 1961 entsprechende Resolutionen auf der 11. Konferenz der Welternährungsorganisation und 1963 auf der 16. Weltgesundheitsversammlung verabschiedet worden waren. Von Anfang an wurde die Codex Alimentarius-Kommission von den

Geschäftsinteressen in den globalen Pharma- und Lebensmittelmärkten manipuliert.

Wie lauten ihre Pläne?

Im Gefolge des jüngsten Vioxx -Skandals (und früherer Skandale wie Lipobay) und in einem letzten Versuch, das eigene Ende unter einer Lawine von Klagen hinauszuzögern, setzt das Pharma-Kartell seinen Einfluss innerhalb der Codex Alimentarius-Kommission ein, um die Festsetzung von Standards zu erreichen, die alle nicht patentierbaren Naturheilverfahren verbieten, durch die die pharmazeutische Industrie ihre globalen Märkte für patentierbare, synthetische Arzneimittel bedroht sieht.

Warum sind diese Pläne so gefährlich?

Die Implementierung dieser Standards (die so genannten „Codex-Richtlinien für Vitamin- und Mineralstoffergänzungen") hätte die folgenden Auswirkungen:

Wegfall des Zugangs zu einer großen Zahl der wirksamsten Formen sicherer Mikronährstoffe

Unterbindung des Verkaufs aller natürlichen Nahrungsergänzungen ohne Rezept

Endgültige Auslieferung der menschlichen Gesundheit in die Hände der Pharma-Industrie

Anstieg der unnötigen Todesfälle infolge von Krankheiten, die schon lange ausgerottet sein sollten, sowie aufgrund der Nebenwirkungen der Medikamente selbst.

Im Gegensatz zu den vorgeschlagenen Richtlinien begrüßt die Dr. Rath Health Foundation die Position einiger Delegationen auf dem Treffen der Codex Alimentarius-Kommission im letzten Jahr, den freien Zugang zu Naturheilverfahren zu unterstützen, anstatt ihn einzuschränken. Wir organisieren schon seit vielen Jahren Kampagnen für:

den uneingeschränkten Zugang zu Informationen über die Vorteile von Vitaminen und anderen Naturheilverfahren für die Gesundheit als Schlüssel zu einem langen und gesunden Leben ohne Risiken

die weltweite Verbreitung von lebensrettenden Informationen über natürliche Gesundheit, so dass jeder Mensch die Möglichkeit hat, selbst Herr über seine eigene Gesundheit zu werden

die Ausrottung von Herz-Kreislauf-Krankheiten, Krebs und vielen anderen weit verbreiteten Gesundheitsproblemen mithilfe von wissenschaftlich erprobten, sicheren, wirksamen und erschwinglichen Naturheilverfahren

Jedes Verbot von Naturheilverfahren würde das Fortbestehen von Volkskrankheiten wie Krebs und Herz-Kreislauf-Krankheiten auf unbestimmte Zeit bedeuten und den sinnlosen Tod von vielen weiteren Millionen Menschen auf der ganzen Welt zur Folge haben.

"Ausrottung der Menschheit"?

Der Codex Alimentarius wurde 1963 ins Leben gerufen als ein Gemeinschaftsprogramm der FAO der Food and Agriculture Organization, der UN und der WHO [World Health Organization].

Das ursprüngliche Ziel war, Handelsnormen für den internationalen Verkauf von Nahrungsmitteln zu harmonisieren. Durch die Errichtung von einheitlichen internationalen Normen wollte man Kosten sparen und so den internationalen Güterverkehr beweglicher machen.

Die treibende Kraft hinter all dem sind die europäischen Pharmagiganten Höchst, Bayer, BASF, Degussa, Fresnius, Rhone-Poulenc, Sandoz, Shering-Plough und Novo Nordisk Sie haben sich den Codex für ihre Zwecke zurechtgebogen.

Ein weiteres Codex Ziel war es angeblich, die Verbraucher zu schützen.

Der Codex sollte garantieren, dass Ergänzungsmittel auf der ganzen Welt die angegebenen Dosierungen auch wirklich enthalten. In Wirklichkeit wird das Gegenteil erreicht: der Codex schützt die finanziellen Interessen der multinationalen Pharmaindustrie auf Kosten des Verbrauchers. Der Codex hatte anfangs keinen Biss. Den bekam er erst mit der Uruguay Runde des GATT (Global Agreement on Tariffs and Trade), wo die Welt-Handelsorganisation (WTO) gegründet wurde. Vor der WTO hatte GATT keine Handhabe, ein Land zur Annahme von einem internationalen Standard zu zwingen. Bis zu diesem Punkt war alles freiwillig. Mit der Schaffung der WTO waren die Mitgliedsstaaten gezwungen, die internationalen Normen als ihre eigenen anzunehmen.

Im Laufe der Jahre hat die Pharmaindustrie den Codex Ablauf bei der UNO langsam aber sicher ganz unter ihre Kontrolle gebracht. Da es weiterhin hei-t "Ein Land, eine Stimme" hat das kleinste Entwicklungsland, das selbst keine Ergänzungsmittel produziert, bei der Abstimmung ebenso viel Einfluss auf wichtige Entscheidungen wie die viel größeren Länder.

Dabei verstehen es die Pharmagiganten sehr wohl, die kleinen Länder gefügig zu machen und zur erwünschten Stimmabgabe zu überreden. Letzten Endes zählt bei der Abstimmung im Codex Komitee die Zahl der Stimmen.

Deutschland, das bedeutendste europäische Herstellerland der Pharmaindustrie, ist das Gastgeberland des Codex Komitees für Ernährung und Diätnahrungsmittel, das sich alle Jahre in Bonn trifft. Bei den Codex Meetings ist besonders die deutsche Pharmaindustrie tonangebend, und sie ist es, die zum Angriff auf Vitamine und andere Ergänzungsmittel bläst.

Hier das Wesentliche der von Deutschland vorgeschlagenen Richtlinie für Ergänzungsmittel

1. Kein Ergänzungsmittel darf für vorbeugende oder therapeutische Zwecke verkauft werden;

2. Kein Ergänzungsmittel darf, die vom Codex Komitee bestimmte Dosierung überschreiten;

Die von Codex bestimmte Dosierung richtet sich im Wesentlichen nach dem sogenannten SRA (scientific risk assessment – wissenschaftlich erstellte Risikokriterien). Aber die von Wissenschaftlern im Dienste der Pharmaindustrie erarbeitete Dosierung ist so niedrig, dass davon keine gesundheitsfördernde Wirkung erwartet werden kann. Dabei ist zu bemerken, dass die Dosierung zwar gewaltig reduziert wird, die Preise sich aber kaum ändern. Mit anderen Worten, man bezahlt für die nun fast nutzlosen Präparate so viel wie vorher für die hochdosierten. Um das dem Verbraucher zu verheimlichen, werden die niedrigdosierten Ergänzungsstoffe in kleinen Mengen recht eindrucksvoll verpackt. Eine Packung mit 20 Vitamin C Tabletten @ 100 mg kostet nur etwa zwei Euro. Der Endpreis der Packung stimmt. Dass ein Gramm der Substanz dabei fast einen Euro kostet, kommt nirgends zur Sprache. In Nordamerika, wo der Codex noch nicht zugeschlagen hat, kommt ein Gramm Vitamin C auf weniger als 10 Cents. So zieht man dem Verbraucher das Fell über die Ohren.

Codex Normen werden international verbindliche Normen im Rahmen des GATT (Allgemeine Handels- und Zollabkommen).

Das Codex Komitee tastet sich langsam, aber sicher voran.

Es sind acht Stufen vorgesehen.

Stufe 5, in etwa der augenblickliche Zustand in Deutschland und den meisten europäischen Ländern, ist schon erreicht.

Stufe 8, die Endlösung, scheint nicht mehr fern angesichts der Tatsache, dass man auf dem letzten Codex Meeting beschlossen hat, "to fast-track it all" d.h. die Stufen 6 und 7 zu überspringen und gleich auf Stufe 8 loszusteuern.

Wie schaut es nun in Deutschland aus?

Um zu verstehen, was die wirklichen Absichten des Codex sind, braucht man nur in ein deutsches Reformhaus oder in eine Apotheke zu gehen.

In einem Reformhaus finde ich einmal ganz und gar nicht die Vielfalt an Vitaminen und sonstigen Ergänzungsmitteln, wie ich sie in einem kanadischen oder amerikanischen *health food store* finde.

Darüber hinaus ist vieles, was das Reformhaus noch an Vitaminen anzubieten hat, kaum wert, gekauft zu werden; denn die Dosierung ist so gering, dass man kaum Nutzen davon erwarten kann und die Produkte sind horrend teuer.

In der Apotheke ist es alles in allem nicht viel besser. Zwar hat die Apotheke mehr zu bieten, aber was sie zu bieten hat, ist entweder viel zu teuer oder es handelt sich um Präparate, die -obwohl immer noch teuer – so geringe Mengen der aktiven Substanzen enthalten, dass man davon kaum einen biologischen Nutzen erwarten kann.

Hier ein paar Beispiele:

Deutschland / Taxofit / etwa das billigste Produkt Vitamin E 250 IE / mg 60 Stück € 5,99

Kanada / Kirkland / auch billig Vitamin E 400 IE / mg 500 Stück € 7,50

Deutschland/ Taxofit / etwa das billigste Produkt Vitamin C 300 mg 40 Stück € 5,09

Kanada / Kirkland / auch billig Vitamin C 1000 mg 500 Stück € 7,20

Deutschland / Abtei / etwas teurer als Taxofit Vitamin C 300 mg time release 48 Stück € 5,09

Kanada / Kirkland / relativ billig Vitamin C 1000 mg time release 300 Stück € 7,50.

Im Fall des time release Vitamin C hat das deutsche Präparat kaum ein Drittel der aktiven Substanz und doch kosten 48 Stück davon fast so viel wie 300 Stück (also grob sechsmal so viel wie in Nordamerika), ein Unterschied also von 1:18.

Der Ausdruck Nepp wird der Sache nicht gerecht.

Man müsste einen neuen Ausdruck erfinden, denn was da vor sich geht ist viel, viel schlimmer als der Nepp, dem man z.B. als Tourist im Ausland begegnet. Dies ist massiver Betrug. Es handelt sich um die gleiche Substanz. Einen derartigen Preisunterschied kann man nicht mit größeren Herstellungskosten erklären. Wenn der kleine Mann auch nur einen Bruchteil von solch einem Betrug begehen sollte, käme er für lange Zeit hinter Gitter. Die Pharmariesen kommen damit durch. Warum? Diese Frage habe ich in meinem Buch „Pharma-Mafia" ausreichend durchleuchtet und beantwortet.

Und warum tun sie das? Ostentativ, um den Verbraucher zu schützen, indem sie für international einheitliche Standards sorgen. Einheitlich wohl, aber wie? Einheitlich darin, dass die Dosierung kleinstmöglich ausfällt, die Preise aber alle Fesseln sprengen. In Wirklichkeit tun es die Pharmagiganten, weil sie damit Milliarden ergattern. Einmal, weil sie ihre Ware für zehnmal so viel verkaufen können, als man in Nordamerika bezahlt. Denkt ja nicht, dass die nordamerikanischen Verkäufer von Ergänzungsmitteln nichts verdienen. Die verdienen noch genug, denn das Zeug kostet doch in der Herstellung fast nichts. Zum anderen - und dies ist noch viel zynischer- wissen die Manager der Pharmariesen genau, dass sie mehr von ihren fragwürdigen aber horrend teuren Arzneien verkaufen können, wenn die Masse der Verbraucher keinen Zugang zu effektiven Ergänzungsmitteln mehr hat und so nicht mehr viel für die eigene Gesundheit tun kann.

Man will nicht etwa, dass die Leute sterben. An Toten ist nichts mehr zu verdienen. Nur gesund sollen sie nicht sein oder werden, damit sie auf die teuren Medikamente der Pharma-Mafia angewiesen bleiben.

Sind wir der Pharmaindustrie also hilflos ausgeliefert?   *Nein, nicht ganz...*

Die *,Alliance for Natural Health*' (ANH), (Vereinigung für natürliche Gesundheit), eine Verbraucher-Schutzgemeinschaft in England, hat vor kurzem grünes Licht erhalten, gegen die EU-Richtlinie für Ergänzungsmittel in letzter Minute gerichtlich vorzugehen. Allerdings ist selten eine EU-Richtlinie zurückgezogen worden.

Im gegenwärtigen Fall wäre es also ein historisches Ereignis in Anbetracht der Tatsache, dass die Pharmaindustrie voll hinter der Richtlinie steht. Die Mittel der ANH sind bescheiden und sie braucht Unterstützung, um das Verfahren gegen die Richtlinie am Leben zu erhalten.

Es gibt noch eine Truppe, die sich für unser Recht auf Ergänzungsmittel voll einsetzt, das sind die *,International*

Advocates for Health Freedom' (IAHF - Internationale Befürworter für freie Wahl im Gesundheitswesen.

Dies ist eine Beratergruppe der Ergänzungsmittelindustrie für Fragen der Gesetzgebung. Der Leiter der Gruppe ist John Hammel. Er betätigt sich als Lobbyist in Washington und auf der ganzen Welt. Er hält öffentliche Vorträge und bemüht sich, dem Normalbürger zu verstehen, zu geben, welche Gefahr ihm vom Codex droht. Er fungiert als Vermittler, der die Leute dazu bringt, zusammenzuarbeiten, um ihre gemeinsamen Interessen gegen die Bemühungen der Pharmaindustrie zu verteidigen.

Als Teil der Kampagne, die Verbraucher von Ergänzungsmitteln weltweit über die Gefahr zu informieren, die unserer freien Wahl droht, hat CRUSADOR John Hammel von der IAHF zu einem Interview geladen.

Hammel warnt schon seit 1996, dass uns durch den Codex große Gefahr droht. Leider sind seine Warnrufe meist auf taube Ohren gestoßen, während die Codex Abkommen sich fast ganz ungehindert weiterentwickelten. Dabei werden die Interessen Nordamerikas im Codex von hochrangigen US-Delegierten vertreten, die enge Verbindung zur Pharmaindustrie haben.

Es ist an der Zeit, sagt Hammel, dass wir uns zusammentun, um gegen die Richtlinie sowie die sehr einengende Codex Standardisierung anzutreten.

Die Lebensmittelrichtlinien des "Codex Alimentarius" sollten eine Schutzvorschrift für Verbraucher werden. Inzwischen haben die unterschiedlichsten Interessengruppen dieses Vorhaben zu ihren

Gunsten verändert. Die Gesunderhaltung des Bürgers spielt keine Rolle mehr, Machtinteressen und monetäre Interessen bestimmen den Inhalt dieses Papiers.

Kontrolle der Gesundheit und fairer Handel?

Die Kommission für den Codex Alimentarius ist eine Institution unter falscher Flagge. Die meisten Menschen haben noch nie etwas von ihr gehört, und die Übrigen erkennen wohl kaum das wahre Gesicht dieser überaus mächtigen Organisation. Laut der offiziellen Kommissions-Website besteht die selbstlose Bestimmung des Gremiums darin, "die Gesundheit der Verbraucher zu schützen und einen fairen Lebensmittelhandel zu gewährleisten, sowie die Abstimmung aller Bemühungen internationaler Regierungen und Nichtregierungsorganisationen, um Lebensmittelstandards voranzutreiben."

Der Codex Alimentarius (lat. für "Lebensmittel-Kodex") wird gemeinschaftlich von der Welternährungsorganisation (FAO) und der Weltgesundheitsorganisation (WHO) kontrolliert.

Die Heilkraft von Vitamin D

Neue Studienergebnisse

Kürzlich fand das Buch von Dr. Nicolai Worm: „Heilkraft D - Wie das Sonnenvitamin vor Herzinfarkt, Krebs und anderen Zivilisationskrankheiten schützt", erschienen 2009 im Verlag Systemed, meine ungeteilte Aufmerksamkeit. Ich war fasziniert und konnte es, ob der vielen neuen Erkenntnisse kaum aus der Hand legen. So entschloss ich mich, Ihnen dieses Wissen zumindest im Überblick zugänglich zu machen. Ich werde Ihnen die wichtigsten neuen Forschungsergebnisse kurz vorstellen, um Sie neugierig auf das meisterhaft geschriebene Buch von Worm in gut verständlicher Form zu machen. Man sollte es lesen, um sich ein Bild von der vielseitigen Bedeutung des Vitamin D für die menschliche Gesundheit zu machen.

Vitamin D gehört zu den Schlüsselsubstanzen für die Gesundheit des Menschen, daran lassen die intensiven Forschungen der letzten Jahre keinen Zweifel. Dr. Nicolai Worm, der bekannte Ernährungswissenschaftler, hat sich intensiv damit auseinander gesetzt und kommt zum Resümee:

Pflanzen ohne Licht gehen ein - Menschen auch!

In seinem Vorwort schreibt er: „Glaubte man bislang, dass die Bedeutung von Vitamin D nur in der Vorbeugung und Behandlung von Knochenerkrankungen und Tuberkulose läge, so weiß man inzwischen, dass es viel mehr kann als das. In den letzten Jahren hat sich Revolutionäres getan. Als Professor Michael Holick aus Boston vor 20 Jahren entdeckte, dass Vitamin D nicht nur in Knochen wirkt und den Tuberkelbazillus umbringt, sondern auch überall im Körper in Muskel- und Nervengewebe, in den Blutgefäßwänden und in den Immunzellen spezielle Wirkungsstellen für Vitamin D existieren, wurde man höchst aufmerksam. Seitdem kommt man Schritt für Schritt weiter.

In den letzten drei Jahren sind die wissenschaftlichen Erkenntnisse förmlich explodiert. Es sind Hunderte neuer Arbeiten erschienen... Beim Thema Vitamin D geht es um praktisch alle Zivilisationskrankheiten. Von der unzureichenden Versorgung ist nahezu jeder betroffen. Das Bewusstsein dafür ist in der Bevölkerung bislang so gut wie nicht vorhanden. Da die Gesundheitspolitiker und Meinungsbildner in Sachen Ernährungswissenschaft diese Mangelversorgung epidemischen Ausmaßes in der Bevölkerung bislang offenbar verschlafen, möchte ich die neuen Erkenntnisse mit diesem Buch einem breiten Publikum vermitteln und Wege zur persönlichen Prävention oder Behandlung aufzeigen."

Im Kapitel „Verkanntes Risiko" geht es um die Bedeutung von Vitamin D. Dr. Worm provoziert mit der These, dass die Höhe des Vitamin-D-Spiegels im Blut mehr über ein erhöhtes Risiko für Herz-

Kreislauf-Krankheiten aussagt als der Gesamtcholesterin-Spiegel. Ja er geht noch weiter, dass wenn wir das Lebenselixier Sonne meiden und folglich einen niedrigen Vitamin-D-Spiegel haben, wir ein erheblich höheres Risiko eingehen, frühzeitig zu sterben. Eine schlechte Vitamin-D-Versorgung sei nicht nur ein Risikofaktor für Rachitis, sondern auch für die meisten Krebsarten, für Diabetes, Rheuma, Osteoporose, Knochen- und Muskelschwäche, für Grippe, Tuberkulose, Multiple Sklerose, Parkinson, Alzheimer, Autismus, Depressionen oder Schizophrenie.

Und so gibt Worm dem Sonnenlicht seinen Stellenwert als vierte Säule der Gesundheit zurück - neben gesunder Ernährung, regelmäßiger Bewegung und ausreichend Schlaf.

Nach dem Studium seines Buches ist mir klar: Je weniger Sonnenlicht der Mensch bekommt, desto mehr entfernt er sich von guter Gesundheit und Wohlbefinden - und umgekehrt.

Wie sieht eine gute Vitamin-D-Versorgung aus?

Vitamin D3 - Das Sonnenscheinvitamin

Um den Bedarf an diesem Vitamin zu ermitteln, ist zunächst eine Blutuntersuchung zur Bestimmung des Vitamin-D-Spiegels vonnöten. Dazu misst man in speziellen Labors die Speicherform des Vitamin D, das 25-Hydroxy-Vitamin- D, abgekürzt 25-OH-D oder einfach 25-D. Diese Speicherform bleibt etwa 3 Wochen im Körper stabil und gibt so am zuverlässigsten ein Bild der Vitamin-D-Versorgung während der letzten Monate wieder. Die Messung des eigentlichen Vitamin D (Cholecalciferol oder Calciol) würde nur die Versorgung der letzten Stunden anzeigen. Der Wert sollte morgens nüchtern ermittelt werden. Das Labor misst in der Blutprobe die Konzentration des 25 OHD-Spiegels, der Einfachheit halber 25D (-Spiegel) genannt. Das Ergebnis wird in Nanogramm pro Milliliter (ng/ml) beziehungsweise in Mikrogramm pro Liter (mcg/l) oder in Nanomol pro Liter (nmol/l) angegeben.

Ein Beispiel: Man bekommt das Ergebnis 28 ng/ml, das bedeutet, die Konzentration von 25D im Blut beträgt 28 Nanogramm pro Milliliter. Alternativ sagt 28 mcg/l - 28 Mikrogramm pro Liter - dasselbe. Bei Angaben in Mol oder Minimol muss man mit dem Faktor 2,5 umrechnen:

1 nmol/l 25 D: 2,5 = 1 ng/ml 25 D oder

1 nmol/l 25 D : 2,5 = 1 mcg/l 25 D

Wenn man seinen Befund von Mol in Gramm umrechnen will, muss man durch 2,5 teilen:

70 nmol/l 25 D : 2,5 = 28 ng/ml 25 D

Als Normbereich geben die Labors folgende Werte an:

Normaler Vitamin-D-Spiegel: 20 - 60 ng/ml 25 D

Leichter Mangel: 10 - 20 ng/ml 25 D

Schwerer Mangel: unter 10 ng/ml 25 D

Viele führende Forscher weisen jedoch inzwischen darauf hin, dass bei Werten unter 30 ng/ml manche Funktionen im Organismus nicht mehr optimal ablaufen. Ich übernehme das aus dem Buch von Dr. Worm.

„Nach moderner Sichtweise gilt folgende Einteilung:

Werte unter 11 ng/ml bedeuten eine ernste Rachitis-Gefahr für Säuglinge und Kleinkinder

Werte unter 20 ng/ml bedeuten einen langfristig relevanten Vitamin-D-Mangel

Werte zwischen 30 - 60 ng/ml bedeuten eine sicher ausreichende Versorgung

Werte von 61 - 90 ng/ml bedeuten eine hohe bis sehr hohe Versorgung

Werte über 90 ng/ml bedeuten eine übermäßige Vitamin-D-Versorgung

Werte über 150 ng/ml bedeuten eine Vitamin-D-Intoxikation (Vergiftung)"

Diese Blutanalyse ist keine Kassenleistung und kostet zwischen 25 und 35 Euro. Viele Ärzte betreten damit Neuland, und es ist wichtig darauf zu achten, dass die Speicherform 25 D bestimmt wird und nicht die aktive Form 1,25 D. Außerdem muss das Blutentnahmeröhrchen sofort nach der Blutentnahme lichtdicht (in

Alufolie) eingewickelt werden und bis zur Messung im Labor in der Verpackung bleiben, weil sich Vitamin D unter Lichteinwirkung zersetzt.

Dr. Worm geht nach seiner Erfahrung davon aus, dass die meisten Ärzte die große präventive und therapeutische Bedeutung nicht einschätzen können und man wahrscheinlich große Überredungskunst anwenden muss, um den Therapeuten von der Wichtigkeit des Themas zu überzeugen (Tipp von Worm: Dem Arzt das Buch leihen oder schenken). Schließlich muss ja auf die Feststellung des Vitamin-D-Status auch eine adäquate Therapie erfolgen.

Was ist mit den Zufuhrempfehlungen?

Die Deutsche Gesellschaft für Ernährung (DGE) hält täglich 200 - 400 IE (Internationale Einheiten) für ausreichend, um Knochenerweichung (Rachitis und Osteomalazie) zu vermeiden. Ich halte diese Werte für viel zu gering. Im ersten Kapitel habe ich darüber bereits geschrieben.

Umrechnung: 1 mcg = 40 IE   1 IE = 0,025 mcg

Reicht diese Zufuhr jedoch für all die anderen neu entdeckten Funktionen auch aus? Wie hoch ist heutzutage die durchschnittliche Zufuhr? Wie hoch muss man bei Mangel dosieren?

Was bewirkt Vitamin D?

Vitamin D wurde bislang total unterschätzt, inzwischen jedoch erkennen immer mehr führende Wissenschaftler, dass ohne Vitamin D nichts funktioniert und das Leben erst bei einer reichlichen Vitamin-D-Versorgung rund läuft.

Eigentlich ist D kein Vitamin, denn der Körper kann es im Gegensatz zu den anderen Vitaminen durchaus selbst herstellen - in der Haut aus Cholesterin und Sonnenenergie; so werden mehr als 90 Prozent unseres Vitamin-D-Bestandes vom Körper selbst produziert, wenn er genügend Sonnenlicht bekommt. Ein kleinerer Teil wird über die Nahrung aufgenommen, in Mitteleuropa sind es etwa 10 Prozent der Gesamtversorgung. Menschen im hohen Norden mit wenig Sonne müssen dagegen ihren Vitamin-D-Bedarf über tierische Nahrung decken, weil auch alle Wirbeltiere Vitamin D bilden und verbrauchen, um gesund zu bleiben.

Leber und Nieren, in denen Vitamin D umgebaut und aktiviert wird, enthalten nennenswerte Mengen an Vitamin D, ebenso tierisches Fett als Speicherplatz für Vitamin D Eier und Milch als Wachstumsnahrung beinhalten natürlich ebenfalls Vitamin D.

Tierisches Vitamin D wird Vitamin D3 genannt. Großtechnisch wird es so erzeugt: Man bestrahlt das Wollfett Lanolin mit UVB-Licht und extrahiert daraus das gewonnene D3.

Auch Pflanzen bilden Vitamin D, indem sie die cholesterinähnliche Substanz Ergosterol mit Hilfe des Sonnenlichtes in das pflanzliche Vitamin D2 umwandeln. Wir können es ebenfalls verwerten, der Gehalt in Pflanzen ist jedoch sehr gering. Die große Ausnahme bilden Pilze: 100 Gramm frische Shiitake Pilze liefern beispielsweise um die 100 IE Vitamin D2. Pilze werden ebenfalls benutzt, um Nahrungsergänzungen mit Vitamin D2 zu produzieren: Sie werden bestrahlt, anschließend wird D2 herausgelöst und in Präparate eingearbeitet.

Was geschieht im Körper mit Vitamin D?

Vitamin D aus der Eigenproduktion der Haut wird zur Leber transportiert. Vitamin D3 und D2 aus Nahrung oder Nahrungsergänzung wird über Dünndarmschleimhaut und Lymphsystem in den Blutkreislauf abgegeben und gelangt von dort in die Leber. Dieses wichtigste Stoffwechselorgan wandelt alles Vitamin D in eine Transport- oder Speicherform um, das sogenannte 25 D. Ein Teil verbleibt als Vorrat in der Leber, das meiste wandert jedoch als Reserve ins Fettgewebe. Beleibte Menschen haben mehr Vitamin D im Fettgewebe gespeichert und daher weniger im Kreislaufsystem. Das 25 D wird von der Leber über das Blut auch in die Niere geschickt, die es in die biologisch aktive Form 1,25 D verwandelt. Dieses gehört wie Cortison zu den Steroidhormonen. Somit ist Vitamin D ein Hormonvorläufer und - aktiviert - ein echtes Hormon!

Hormone sind chemische Botenstoffe, die in Hormondrüsen gebildet, ins Blut abgegeben und an ihren Wirkungsort transportiert werden. Dort haben manche Körperzellen Andockstellen (Rezeptoren) für Hormone. So werden sie in die Zellen eingeschleust und aktivieren meist bestimmte

Erbinformationen auf der DNS, wodurch dort Stoffe produziert werden, die das Verhalten der Zelle steuern und verändern. Auf diese Weise greifen Hormone ins Körpergeschehen ein, indem sie beispielsweise das Wachstum fördern oder hemmen, den Blutdruck erhöhen oder senken, uns nervös oder ruhig werden lassen usw.

Zurück zum Vitamin D: 1,25 D steht für das aktivierte Hormon, das die gesundheitliche Wirkung verursacht. 25 D steht für die inaktive Speicher- und Transportform. Und von Vitamin D sprechen wir, wenn wir es mit der Nahrung oder mit Nahrungsergänzungsmitteln aufnehmen.

Wir betrachten das aktivierte 1,25 D in der Niere. Von hier wird es wieder ins Blut geschickt und wandert in Dünndarm, Knochen, Nebenschilddrüse und andere Stellen. Es dockt dort an seine spezifischen Rezeptoren an, um in die Zellen geschleust zu werden und die Funktion des Gewebes zu steuern. Am besten erforscht und damit am bekanntesten ist die Wirkung auf die Knochen. 1,25 D reguliert den so wichtigen Calciumhaushalt, indem es im Dünndarm Aufnahme und Transport von Calcium durch die Schleimhäute in den Blutkreislauf anregt. In den Knochen reguliert es Einlagerung und bei Notwendigkeit auch Ausschüttung von Calcium. In den Nieren wiederum regt es dessen Rückresorption an.

In den letzten Jahren hat man 36 weitere Gewebe mit Rezeptoren für 1,25 D identifiziert. Das aktive Vitamin D sorgt auch dort für einwandfreie Funktion: in Knochen, Nieren, Dünndarm, Nebenschilddrüse, in Muskeln, Knorpeln, Bauchspeicheldrüse, Prostata, Haut, Brustdrüsen, Eierstöcken und Plazenta, in den

Zellen von Gefäßwänden, Leber, Dickdarm, Immunsystem, Nerven, um hier die wichtigsten zu nennen.

Die Nieren regeln die Blutkonzentration von 1,25 D. Fällt der Spiegel, so wird weniger ausgeschieden und mehr aktiviert. Ist der Spiegel zu hoch, wird die Ausscheidung erhöht und die Aktivierung reduziert. Die neueste Entdeckung ist, dass viele Gewebe selbst 1,25 D aus der Speicherform 25 D umwandeln können. Als einziges Gewebe kann unsere Haut alles: Aus Cholesterin und Sonnenenergie Vitamin D aufbauen, es in die Speicherform verwandeln und bei Bedarf wieder aktivieren.

Zwischenzeitlich hat man über 1000 Gene in 37 verschiedenen Geweben und Organen entdeckt, die durch 1,25 D aktiviert werden. Das bedeutet, dass kaum ein Bereich unseres Körpers ohne Vitamin D optimal funktionieren kann. Zu den ganz wichtigen Bereichen gehören korrekte Zellbildung und die Steuerung der Apoptose, dem vom Körper gesteuerten Zelltod für entartete Zellen, sowie die ständige Anpassung des Immunsystems und die Kontrolle anderer Hormonsysteme, wie etwa Insulinproduktion und Insulinwirkung.

Bestmögliche Funktion ist gegeben, wenn der Körper gut mit Vitamin D versorgt ist und genügend gespeichert hat. Sind die Speicher gut gefüllt - in unseren Breiten meist im Spätsommer - reichen sie für 2 bis 4 Monate. Wer die Sonne eher meidet, hat bereits im Oktober/November nicht mehr viel zur Verfügung. Bereits unterhalb eines 25 D-Spiegels von 30 ng/ml beginnen erste Gesundheitsrisiken, die unterhalb von 20 ng/ml schon deutlich werden und unter 10 ng/ml zwingend sind.

Worm sagt dazu: „Unsere übliche Unterversorgung mit Vitamin D ist ein gewaltiger Risikofaktor für praktisch alle unsere Zivilisationskrankheiten."

Ein vernünftiges Maß an Sonne nutzt der Gesundheit

Nikolai Worm macht dazu eine zentrale Aussage: „Pflanzen gehen ohne Licht ein, Menschen auch! Ohne Sonne kein Vitamin D, ohne Vitamin D liegen Tausende genetische Anlagen brach. Der Zentralschalter fällt einfach aus. Die vierte Säule der Gesundheit bricht weg."

Professor Michael Holick ist derzeit der bekannteste und weltweit einflussreichste Forscher zum Thema Sonne, UV-Licht, Vitamin D und Gesundheit. Er wagte es, eines der größten Dogmen (Glaubenssätze) in der Dermatologie zu kippen. Er vertrat nämlich die Position, dass regelmäßige, aber vernünftige Sonnenbestrahlung, der Gesundheit mehr nütze als schade. Er veröffentlichte im Jahr 2004 sein Buch „The UV-Advantage" (auf Deutsch unter dem Titel „Schützendes Sonnenlicht" 2005 beim Haug Verlag Stuttgart erschienen). Nach Erscheinen seines Buches wurde Holick, der vorher als Wissenschaftler in der Abteilung für Dermatologie an der Boston Universität tätig war, von seiner Chefin Professor Barbara Gilchrest entlassen. Das konnte seine Karriere nicht bremsen, er lehrt und forscht nach wie vor an der Boston Universität, nun im Forschungslabor der medizinischen Abteilung für Endokrinologie, Ernährung und Diabetes, Vitamin D, Haut und

Knochen. Er veröffentlicht in den angesehensten Fachzeitschriften der Welt und erfährt heute höchste Anerkennung. Dr. Worm übernimmt in seinem Buch die Erkenntnisse von Holick.

Sonnenlicht und seine Wirkungen auf den Menschen

Ein vernünftiges Maß an Sonne nutzt der Gesundheit

Infrarotstrahlen sind die langwelligsten und werden in der medizinischen Wärmetherapie genutzt. Ultraviolette Strahlen sind am kurzwelligsten und sind Grundlage der Vitamin-D-Produktion. Man teilt sie in drei Bereiche ein:

UVC-Strahlen sind mit einer Wellenlänge von 100 bis 280 Nanometer die kürzesten und aggressivsten UV-Strahlen. Sie werden in der Ozonschicht vollständig resorbiert und dringen nicht bis zur Erdoberfläche durch.

UVB-Strahlen sind mit 280 bis 320 Nanometer etwas langwelliger, ein Großteil davon wird von der Ozonschicht, weitere Anteile werden durch Luftverschmutzung geschluckt. Der Restanteil kann in die Oberhaut (Epidermis) eindringen und in den Pigmentzellen - Melanozyten - die Bildung von Melanin (Braunfärbung der Haut) anregen. Die Bräunung schützt zusammen mit der lichtbedingten Verdickung der Oberhaut (Lichtschwiele)vor Schaden durch UV-Licht.

UVA-Strahlen sind mit 320 bis 400 Nanometern am langwelligsten. Sie dringen in tiefere Hautschichten bis zur Lederhaut (Dermis) ein.

Nur bei intensiver Bestrahlung kommt es zum Sonnenbrand. Diese Strahlen können schnell und stark bräunen; das hält jedoch nicht lange und bietet wenig echten Lichtschutz. Dafür schädigen sie die Kollagenstruktur der Haut, die ihre Spannkraft verliert und altert. Durch UVA-Strahlen ist das Hautkrebsrisiko wegen vermehrter Bildung freier Radikale besonders hoch. Dennoch haben Experten errechnet, dass auf jeden sonnenbedingten Hautkrebs andererseits 30 Menschen vor dem Krebstod durch andere Krebsarten bewahrt werden, dadurch, dass sie genügend Vitamin D bilden.

Nur UVB-Licht regt die Vitamin-D-Produktion in der Haut an

Wird das Cholesterin in der Haut mit UV-Licht von 290 bis 315 nm und einer Intensität von mindestens 18 Millijoule pro Quadratzentimeter bestrahlt, entsteht das Provitamin D. Durch die Wärmeeinwirkung in der Haut wird es chemisch zu Vitamin D umgebaut. Von dort gelangt es ins Blut, wird zur Leber transportiert und in die Speicherform umgebaut.

Die meisten Wirbeltiere, einschließlich Mensch, decken den größten Teil ihres Vitamin-D-Bedarfs über das Sonnenlicht. Ob die Bestrahlung dafür ausreicht, hängt von vielerlei Faktoren ab: Geographischer Breitengrad und Seehöhe des Lebensraumes sind vorgegebene Größen, die sich nur kurzfristig durch Urlaub ändern lassen. Bekleidung, Tageszeit für die Sonnenbestrahlung und Auftrag von Sonnencreme liegen im Entscheidungsbereich des Einzelnen, während man Alter und Hauttyp nicht beeinflussen kann, ebenso wenig wie Wetter (Wolken), aktuelle

Luftverschmutzung und den jahreszeitlich bedingten Einstrahlwinkel der Sonne.

Die Höhe des Sonnenstandes ist der wichtigste Faktor für die Vitamin-D-Bildung in der Haut. Im Juni und Juli steht die Sonne auf der Nordhalbkugel fast senkrecht, der Weg der Sonnenstrahlen zum Erdboden ist kürzer, von den Schichten der Atmosphäre wird weniger UVB-Licht verschluckt. Aus diesem Grund sind auch Strahlung und Vitamin-D-Bildung in den Bergen viel intensiver als auf Meereshöhe. Steht die Sonne vor- und nachmittags tiefer, so wird mehr UVB abgefangen. Dieser Effekt verstärkt sich in den Wintermonaten, die Vitamin-D-Bildung nimmt weiter ab.

In nördlichen Gegenden kann der Mensch von Oktober bis April kaum noch Vitamin D bilden, auch wenn die Sonne mittags die Haut wärmt. Holick berechnete, dass dies bereits auf dem 42. Breitengrad (Höhe Boston, Barcelona, Rom) von November bis Ende Februar der Fall ist. Oberhalb des 52. Breitengrades - nördlich einer Linie Magdeburg - Osnabrück - wird im gesamten Winterhalbjahr (Mitte Oktober - Mitte April) kein Vitamin D gebildet. Nur unterhalb des 37. Breitengrades (Linie Los Angeles - Sizilien) ist eine ausreichende Vitamin-D-Bildung in der Sonne das ganze Jahr über gewährleistet.

Dunkelhäutige Mitbürger in Deutschland oder gar dunkelhäutige Senioren - im Alter lässt die Fähigkeit zur Vitamin-D-Bildung nach - bekommen hier während der meisten Zeit des Jahres nicht genug Strahlung zur Vitamin-D-Bildung. Der Grund dafür: Diejenigen UVB-Strahlen, die bis zur Erdoberfläche vordringen, können in die Oberhaut eindringen und in den Pigmentzellen die Bildung des

Farbstoffs Melanin anregen. Es dauert etwa 72 Stunden bis zu einer Bräunung, die dann jedoch auch länger anhält. Die Bräunung dient dem Körper als Schutz vor zu viel Sonnenstrahlung. Melanin absorbiert die UV-Strahlen in der obersten Hautschicht, so dass sie nicht in tiefere Hautschichten eindringen können. Gebräunte Haut ist somit der beste Sonnenschutz und zudem der beste Schutz gegen schwarzen Hautkrebs, der bei Menschen mit dunkler Hautfarbe viel seltener auftritt als bei Weißen.

Professor Bruce Hollis von der Medizinischen Fakultät der Universität von South Carolina hat berechnet, dass ein durchschnittlich hellhäutiger junger Erwachsener in Badehose, an einem sonnigen Sommertag mittags auf 42 Grad Breite in Meereshöhe bereits nach 10 - 12 Minuten seine MED erreicht. Eine MED entspricht der Bestrahlungsdosis, welche die Haut innerhalb der nächsten 8 Stunden zu röten beginnen lässt. Ein gleichaltriger, braunhäutiger Inder bräuchte dafür 30 Minuten, ein dunkelhäutiger Afroamerikaner 120 Minuten.

Das wirkt sich auch auf die Vitamin-D-Bildung aus. Der hellhäutige Erwachsene in Boston würde bereits mit 10 - 12 Minuten Ganzkörperbestrahlung 10 000 bis 20 000 IE Vitamin D erzeugen (250 - 500 mcg), der Inder bräuchte dafür 30, der Afroamerikaner 120 Minuten.

Das heißt auch: Je brauner man bereits ist, desto weniger Vitamin D wird noch gebildet. Zur optimalen Vitamin-D-Versorgung sollte also ein Weißer im Norden nicht versuchen, besonders braun zu werden. Andererseits bekommen Menschen mit dunkler Hautfarbe in nördlichen Breiten Probleme mit der Vitamin-D-Bildung, denn ihre Hautfarbe ist für sonnenreichere Gegenden vorgesehen. Sie haben in unserer Gegend häufig einen besorgniserregenden Vitamin-D-Mangel.

Der Körper reguliert seine Vitamin-D-Bildung sehr effektiv, um nicht giftige Werte zu erlangen. Er wandelt nur circa 65 Prozent des Cholesterins in der Haut in Provitamin D um. Ein Teil davon wird bei weiterer Sonnenbestrahlung in eine biologisch unbrauchbare Form gebracht. Da das entstandene 25 D nicht sehr stabil ist, wird ein Teil in unwirksame Verbindungen gespalten, wenn es nicht schnell in die Speicher transportiert wird. Wir wissen bereits, dass durch Sonnenbestrahlung Melanin gebildet wird als natürlicher Schutzschild gegen die UVB-Wirkung in der Haut. Fazit: Gebräunte Haut ist der beste Schutz gegen schädigende Wirkungen der Sonne.

Das Drama des Sonnenentzugs

Albert Szent-Györgyi, Entdecker des Vitamin C und Nobelpreisträger, sagte einmal: „Alles Leben der Erde kommt vom Licht der Sonne." Schade, dass wir modernen Menschen uns jeden Tag freiwillig des Sonnenlichts berauben. Millionen von Jahren in der menschlichen Entwicklung waren Ernährung und Bewegung im Freien (jagen und sammeln) untrennbar verbunden. Inzwischen leben wir weitgehend bewegungsfrei in geschlossenen Räumen. Nur ist unsere Genetik nicht darauf eingerichtet, ohne Sonnenlicht zu überleben.

Worm schreibt dazu: „Dem Sonnenraub mit unserem Indoor-Dasein und unserer korrekten Kleidung in unserem Outdoor-Leben können die wenigsten entgehen. Die meisten Arbeitnehmer hätten höchstens in der Früh oder am Abend Zeit für körperliche Aktivität im Freien. Dann ist es für unser Thema zu dunkel ... Und wenn wir es am Wochenende tatsächlich einmal schaffen, uns einem Sonnenbad hinzugeben, müssen wir uns gesundheitsbewusst gleich ganz dick eincremen. Schließlich wird den Menschen von undifferenzierten „Fachleuten" ständig eingetrichtert, dass Sonnenlicht ganz furchtbar schädlich ist, und dass wir uns nur durch konsequente Nutzung von Sonnenschutz mit ganz hohem Lichtschutzfaktor vor fürchterlichen Konsequenzen retten können."

Rund 1 Milliarde Menschen leidet heute unter Vitamin-D-Mangel

Noch streiten sich Experten über eine optimale Vitamin-D-Versorgung. Am häufigsten geben sie inzwischen einen Bereich zwischen 40 und 90 ng/ml als bestmöglichen Blutspiegel an.

Blutkonzentrationen zwischen 20 und 30 ng/ml gelten als unzureichend und Werte darunter als Mangel. Die Ernährungswissenschaftlerin Birte Hinzpeter führte von 2005 bis 2008 am Robert-Koch-Institut Berlin ihre Doktorarbeit zu diesem Thema durch. Sie zeigte darin erstmalig für Deutschland auf, wie hoch der Bevölkerungsanteil mit unzureichendem Vitamin-D-Spiegel liegt und welche Risikogruppen besonders betroffen sind.

Zitat: „Die Ergebnisse sprechen für sich: Im Jahresdurchschnitt haben 57 Prozent der erwachsenen Männer und 58 Prozent der Frauen einen 25 D-Spiegel unter 20 ng/ml. Gut jeder Zweite hat damit einen eindeutigen Vitaminmangel. ... Die Situation bei Kindern und Jugendlichen in Deutschland ist noch schlimmer: Bei 62 Prozent der Jungen und 64 Prozent der Mädchen liegen im Jahresdurchschnitt die 25 D-Spiegel unter 20 ng/ml. ... Das ist folgenschwer, muss man doch in diesem Alter eine bestmögliche Knochengesundheit, also eine hohe Knochenmineraldichte erreichen, um später im Leben vor Osteoporose besser geschützt zu sein. Das dürfte mit diesen Werten schwerlich möglich werden - ein Knochen-Desaster kommt auf uns zu.

Am verheerendsten ist die Situation bei Kindern und Jugendlichen mit Migrationshintergrund, insbesondere bei jenen mit türkischem, arabischem, asiatischem oder afrikanischem: Im Jahresdurchschnitt weisen diese jungen Mitbürger in Deutschland zu gut 75 Prozent unzureichende Vitamin-D-Werte im Blut auf..."

Worm schreibt weiter: „Leider erweist sich die staatlich subventionierte Fachgesellschaft DGE (Deutsche Gesellschaft für Ernährung) bei der Abwendung des Dramas nicht gerade hilfreich. Sie empfiehlt eine tägliche Zufuhr von nur 200 IE Vitamin D für Kinder und Erwachsene. Ab dem Alter von 65 Jahren soll wegen des Osteoporose-Risikos die Zufuhr auf 400 IE pro Tag erhöht werden. Soweit die Theorie der DGE.... In der Praxis sieht es noch schlimmer aus. Die repräsentative Nationale Verzehrstudie mit 20 000 Teilnehmern weist für das Jahr 2008 für Männer im Mittel eine Zufuhr von 116 IE pro Tag aus, und für Frauen von 88 IE. Im Durchschnitt wird also nicht einmal die Hälfte der empfohlenen Vitamin-D-Menge mit der Nahrung aufgenommen... Und man muss diese düsteren Zahlen sogar noch kritischer sehen: Denn mit Bestimmtheit lässt sich sagen, dass die Zufuhrempfehlungen der

DGE nicht den aktuellen Erkenntnisstand abbilden und für einen gesunden Vitamin-D-Haushalt vorne und hinten nicht reichen."

Zusammenfassendes Resultat: Die Vitamin-D-Versorgung des Körpers ist umso schlechter, je weiter entfernt man nördlich oder südlich vom Äquator lebt, je dunkler die Haut ist, je bedeckter man gekleidet ist, je seltener man in die Sonne geht, je weniger man mit der Nahrung aufnimmt und je älter und dicker man ist.

Schutz vor Rachitis

Nachdem Rachitis mit O-Beinen und anderen Knochenverformungen in den Städten der industriellen Revolution weit verbreitet war, bekamen Neugeborene zur Vorbeugung täglich einen Löffel Lebertran. Heute bekommen Babys das Vitamin D als Öltropfen oder Tabletten. Man gibt Kindern ab der zweiten Lebenswoche täglich 400 oder in manchen Ländern 500 IE Vitamin D. Wiederholte Untersuchungen beweisen, dass damit bei allen Kindern ein 25 D-Spiegel von 11 bis 20 ng/ml erreicht wird, was zumindest Rachitis vermeidet. Auch gestillte Kinder bekommen diese Dosis, weil durch die moderne Lebensweise auch die Muttermilch nicht mehr genügend Vitamin D enthält.

Säuglinge und Kleinkinder benötigen mindestens 400 IE täglich, nach neuen Erkenntnissen wären bis zu 1 000 IE je Tag nötig, um optimale Blutkonzentrationen zu erreichen. Eigentlich sollte eine sinnvolle Prävention des Vitamin-D-Mangels bereits vor der Schwangerschaft beginnen, denn die Versorgung im Mutterleib hat entscheidenden Einfluss auf die spätere Gesundheit.

Eine ausreichende Versorgung mit Vitamin D führt zu robusten
Knochen

Rachitis war während der ersten Industrialisierungswelle die „Standardkrankheit" bei Kindern. Ursache waren Arbeitsplätze ohne Tageslicht und hohe Luftverschmutzung durch rauchende Fabrikschlote. Bei dieser Entwicklungsstörung bleiben die Knochen weich wie Knorpel. Der Vitamin-D-Mangel bringt den Calciumhaushalt ins Ungleichgewicht, dadurch werden Probleme im Knochenstoffwechsel ausgelöst. Sobald kleine Kinder das Sitzen, Krabbeln und Gehen erlernen und die Schwerkraft auf die weichen Knochen wirkt, bilden sich Verformungen wie X- oder O-Beine aus. Uncharakteristische Symptome, die bereits vorher ins Auge fallen, sind Unruhe, Schreckhaftigkeit, vermehrtes Schwitzen mit juckenden Hautausschlägen..., später kommt es zu Muskelschmerzen und „Froschbauch", Verstopfungsneigung und ersten Knochenerweichungen am Kopf, zusätzlich sind Krämpfe möglich.

Heute sind dunkelhäutige Kinder in unseren Breiten am häufigsten davon betroffen. In amerikanischen Untersuchungen fand man heraus, dass 80 Prozent der Neugeborenen am Ende des Winters sehr niedrige Vitamin-D-Spiegel hatten. In Europa beobachtet man Rachitis vermehrt bei Säuglingen und Kleinkindern, die makrobiotisch ernährt werden."

Vitamin-D-Mangel bei Erwachsenen

Die Anzeichen sind zunächst unspezifisch wie anhaltende Müdigkeit, Schwäche und Muskelschmerzen. Verdächtiger sind schon anhaltende, tiefsitzende Knochenschmerzen in Armen und Beinen, Brust, Becken oder Wirbelsäule. Auch der Schlaf ist gestört. Gehäuft treten Knochenbrüche auf.

Im höheren Alter schließlich kommt es zur krankhaften Entkalkung der Knochen, der Osteoporose, die inzwischen zur Volkskrankheit avanciert ist. Steigendes Alter, mangelnde Bewegung, Licht- und Nährstoffmängel sind die wesentlichen Risikofaktoren.

Knochen sind sehr aktive Gewebe, die ständig auf- und abgebaut werden, womit jedes Jahr 20 bis 40 Prozent des Skeletts erneuert werden. Im Wachstumsalter nimmt die Knochenmasse zu und erreicht mit etwa 20 Jahren ihren Höchststand (Peak Bone Mass). Für lebenslange Knochengesundheit sollte sie möglichst hoch sein. Im Alter zwischen 20 und 30 Jahren entspricht bei optimalen Voraussetzungen der Aufbau etwa dem Abbau. Danach überwiegt der Abbau, wobei der „normale" Knochenschwund circa 0,3 bis 0,5 Prozent der Knochenmasse pro Jahr beträgt. Mit 50 Jahren hat man bereits 10 Prozent weniger Knochenmasse, so dass das Skelett langsam brüchiger und damit auch bruchanfälliger wird. Frauen verlieren nach den Wechseljahren jährlich 1 bis 2 Prozent ihrer Knochenmasse.

Durch ausreichende Versorgung mit Calcium und Vitamin D und dazu genügend Bewegung kann man bereits in der Jugend viel für die Knochengesundheit im Alter tun.

Ein Mangel an Vitamin D führt auch zu Calciummangel, weil erst Vitamin D die Aufnahme von Calcium im Dünndarm durch die Schleimhaut in den Blutkreislauf ermöglicht, von wo es in die Knochen wandern kann. Bei unzureichender Vitamin-D-Versorgung wird viel zu wenig Calcium aufgenommen. Bei sehr gutem Vitamin-D-Status erhöht sich die Calciumaufnahme im Darm vielfach, so dass weniger Calcium in der Nahrung gebraucht wird. Mangelnde Vitamin-D-Versorgung ist ein ernsthafter Risikofaktor für Knochenerkrankungen und Knochenbrüche. Die Prävention sollte bereits im frühen Kindesalter beginnen. Kinder gehören täglich ins Freie. Zur wissenschaftlich bestätigten Vorbeugung und Therapie von Osteomalazie und Osteoporose ist ausreichende Bewegung im Sonnenlicht und ausreichende Nährstoffversorgung angesagt

Dazu Nicolai Worm im Wortlaut: „Dass Vitamin D hier auch ganz spezifisch vorbeugend wirkt, wurde in kontrollierten Medikamentenstudien vielfach getestet und bestätigt. Eine Zusammenfassung der wichtigsten Studien (Metaanalyse) aus dem Jahr 2005 ergab folgendes Bild:

Eine Vitamin-D-Dosierung von 700 bis 800 IE pro Tag senkt bei älteren Menschen das Risiko einer Hüftfraktur um 26 Prozent oder um 23 Prozent für alle Knochenbrüche an unseren Extremitäten.

Hingegen ist eine Dosis von 400 IE nicht ausreichend für einen solchen Schutzeffekt. Der präventive Effekt tritt erst ab einem 25 D-Spiegel von 30 ng/ml ein. Und ein solcher Blutspiegel kann tatsächlich erst mit einer Dauerdosis von 700 bis 800 IE Vitamin D erreicht werden - das wurde in Placebo kontrollierten Behandlungsstudien festgestellt. Mit einer Dosierung von 400 IE pro Tag erzielte man nur einen Anstieg auf etwa 24 ng/ml. Dieser Blutspiegel reicht nicht aus, um die Knochenbruchrate zu mindern."

Epidemiologische Studien wiesen nach, dass die Knochendichte an der Hüfte bei jüngeren und älteren Menschen sowie die Beinfunktion bei älteren Personen mit höheren 25 D-Spiegeln stetig zunehmen. Die international ausgewiesenen Vitamin-D-Fachleute sind sich darüber einig, dass ein Mindestwert von 30 ng/ml 25 D im Blut zur Prävention von Knochenbrüchen erreicht werden sollte, dafür ist eine dauerhafte Dosierung von mehr als 800 IE täglich notwendig. Noch ist umstritten, ob gleichzeitig 1000 bis 1200 mg Calcium täglich gegeben werden sollten, weil es neuerdings ernsthafte Hinweise gibt, dass eine sehr hohe Supplementation mit Calciumpräparaten möglicherweise Herz und Kreislauf belastet.

Kräftige Muskeln durch Vitamin D

Ohne Muskelaktivität keine Knochengesundheit - und ohne Knochengesundheit keine Muskelaktivität. Bei kranken Knochen werden Muskeln schnell abgebaut (Knochenbrüche, Arthrose). Bereits ab dem 50. Lebensjahr sinken Muskelmasse und Muskelstärke um etwa 1 Prozent jährlich.

Den mit dem Alter zunehmenden Muskelabbau, die damit zusammenhängenden Einschränkungen des Nervenleitsystems und die so ausgelösten funktionellen Einschränkungen nennt man Sarkopenie (von griech. sarx = Fleisch und penia = Mangel). Daran leiden 25 Prozent der über 65jährigen. Häufigste Folgen sind Sturzneigung mit Verletzungen und Knochenbrüchen.

Es gibt auch eine krankhafte frühzeitige Muskelschwäche bei Jüngeren, die sogenannte Myopathie. Sie kann unter anderem durch ein Ungleichgewicht im Hormonsystem ausgelöst werden. Hier kommt Vitamin D ins Spiel, denn man hat auf allen Muskelzellen reichlich Vitamin-D-Rezeptoren entdeckt. Daraus folgt, dass Vitamin D Voraussetzung für normale Muskelfunktion ist. Diese Einschätzung wird bestätigt durch Messungen des Parathormons, das mit Absinken des Vitamin-D-Status reaktiv ansteigt: Je höher der Parathormon-Spiegel, desto stärker ist der Verlust an Muskelkraft.

Zahlreiche Forscher fanden in den letzten Jahren heraus, dass Muskelschwäche und Muskelschmerzen, Standunsicherheit, Stürze und Knochenbrüche umso häufiger auftreten, je schlechter der Vitamin-D-Blutspiegel ist. Umgekehrt haben Senioren mit guter Vitamin-D-Versorgung seltener Muskelschwäche und Stürze.

Es gibt inzwischen viele Placebo kontrollierte Studien, die den Zusammenhang zwischen Muskelschwäche und Vitamin-D-Status thematisieren. 2004 erschien die erste Metaanalyse aller bis dahin durchgeführten wichtigen Studien.

Das Ergebnis gibt Worm so wieder: „Allein durch Vitamin-D-gaben reduzierte sich das Sturzrisiko im Mittel um 22 Prozent. Und erneut wurde deutlich, dass die Dosierung entscheidend ist: Mit nur 400 IE Vitamin D pro Tag erreichte man keinen Effekt - erst mit wenigstens 800 IE Vitamin D pro Tag kam die erhoffte Wirkung zustande. Und wenn man auch noch 1200 mg Calcium dazulegte, ergab sich sogar eine Verminderung des Sturzrisikos um 35 Prozent.

In jüngster Zeit konnten weitere Placebo kontrollierte Studien die Wirksamkeit dieses Therapieansatzes untermauern. So wurde bei gesunden, zu Hause lebenden älteren Personen mit einem Mindestalter von 65 Jahren belegt, dass 700 IE Vitamin D plus 500 mg Calcium pro Tag das Sturzrisiko längerfristig reduzieren konnte - um 46 Prozent bei eher aktiven und sogar um 65 Prozent bei den weniger aktiven Teilnehmern. Den Vitamin-D-Status hatte man dabei natürlich auch überprüft. Unter der Therapie war der 25 D-

Spiegel im Schnitt auf 40 ng/ml angestiegen. Das ist offensichtlich ein erstrebenswerter Blutspiegel - aber doppelt so hoch, wie man ihn bei älteren Menschen bei uns heute im Durchschnitt antrifft....

Im Jahr 2009 wurde endlich auch eine aussagefähige Studie aus Deutschland und Österreich vorgestellt. Durchgeführt wurde sie an der berühmten „Knochenklinik" Am Fürstenhof in Bad Pyrmont und an der Universität Graz. ... Behandelt wurden „freilebende", das heißt nicht-stationäre Senioren im Durchschnittsalter von 77 Jahren mit 800 I.E. Vitamin D plus 1000 mg Calcium am Tag oder der gleichen Menge Calcium plus Placebo.

Die Untersuchung umfasste zunächst eine aktive zwölfmonatige Behandlungsphase, an die sich eine achtmonatige behandlungsfreie Phase anschloss, in der die Teilnehmer weiterhin unter Beobachtung standen.

Das Ergebnis ist wiederum beeindruckend: In der echten Kombitherapie wurden im Vergleich zur Calcium-plus-Placebo-Gruppe nach 12 Monaten 27 Prozent weniger Stürze registriert. Nach 20 Monaten war der Unterschied auf 39 Prozent angestiegen! Zudem fand man in der Vitamin-D-Gruppe eine um 8 Prozent höhere Muskelkraft und ein um 28 Prozent vermindertes Körperschwanken."

Vor kurzem wurden von der Universität Manchester sogar 12- bis14-jährige Mädchen dazu untersucht. Maximalkraft, Schnellkraft und Sprungkraft nahmen bereits in diesem Alter proportional zum 25 D-Spiegel ab. Das unterstreicht deutlich die Bedeutung von Vitamin D für die Prävention, denn D regt sowohl den

Proteinaufbau an, damit genug Bausubstanz da ist, so dass bei Steigerung der Vitamin-D-Zufuhr die Zahl der Muskelzellen und Muskelfasern zunimmt. Andererseits fördert Vitamin D auch noch die Calciumfreisetzung in der Muskelzelle, so dass Muskelkontraktion stattfinden kann

Inzwischen laufen die Forschungsergebnisse darauf hinaus, dass dem Muskelschwund im Alter nicht nur durch Training und ausreichend Eiweiß, sondern auch durch einen guten Vitamin-D-Status vorgebeugt werden kann.

Bei Sarkopenie (Der altersbedingte Muskelschwund) zeigt der Therapieansatz mit hoch dosiertem Vitamin D plus Calcium in höherer Dosis gute Ergebnisse.

Wirkung auf Körperfunktionen und Nerven

Die Nerven sind über den ganzen Körper verteilt, wobei wir sie in die zwei Bereiche Zentrales Nervensystem (ZNS) und peripheres Nervensystem (PNS) unterscheiden. Das ZNS sitzt in Kopf und Rückenmark und ist durch Knochengewebe und die Blut-Hirn-Schranke einigermaßen geschützt. Das PNS liegt außerhalb von Schädel und Rückenmark.

Alle Nervenzellen bestehen aus einem Zellkörper und seinen Fortsätzen, die zur Isolierung von Mark umhüllt sind. Im Gehirn gibt es bis zu 100 Milliarden Nervenzellen, jede davon steht mit circa 30.000 anderen in Kontakt. Alle können direkt oder mit ein bis zwei Zwischenschritten indirekt miteinander kommunizieren. Auch an den Nervenzellen des Gehirns hat man spezifische Vitamin-D-Rezeptoren entdeckt, so dass offenbar die Funktionen von ZNS und PNS-Vitamin-D-abhängig sind.

Die stark zunehmenden Erkrankungen wie Multiple Sklerose (MS), Alzheimer, Parkinson, Depression, Schizophrenie und Autismus haben alle etwas mit mangelnder Vitamin-D-Versorgung zu tun.

Mit Alzheimer benennt man eine degenerative Nervenzerstörung im Formenkreis der Demenzerkrankungen. Als Demenz wird ein Defizit bei Gedächtnisleistungen, emotionalen und sozialen Fähigkeiten bezeichnet. Begleitsymptome des Alzheimer sind zunächst Probleme bei Sprache, Sinneswahrnehmung und Koordination.

Heute weiß man, dass bei Alzheimerpatienten in den Hirnnervenzellen Ablagerungen fehlerhafter Eiweißkörper stattfinden, oder die Hirnstruktur wird durch Mangelversorgung oder Hirnblutungen zerstört. Als Risikofaktoren gelten Rauchen, ungesunde Ernährung sowie Fernsehen. Wichtig für die Prävention scheint eine gute Bildung zusammen mit regelmäßiger, geistig anspruchsvoller Tätigkeit zu sein.

Neue epidemiologische Studien haben einen Vitamin-D-Mangel als Risiko für Alzheimer aufgedeckt. Umgekehrt ist bekannt, dass eine gute Vitamin-D-Versorgung die Leistungsfähigkeit des Nervensystems erhöht.

Morbus Parkinson ist eine langsam fortschreitende Degeneration des Nervensystems, ausgelöst durch das Absterben von Zellen im Bereich des Mittelhirns. Dadurch wird dort der Nervenbotenstoff Dopamin nicht mehr ausreichend produziert. Hauptmerkmale sind Muskelzittern und verlangsamte Bewegungen. Die Krankheit beginnt meist zwischen dem 50. und 60. Lebensjahr, die Häufigkeit wächst mit höherem Alter.

Epidemiologische Studien haben kürzlich einen Zusammenhang mit der Vitamin-D-Versorgung bestätigt. Ende 2008 veröffentlichte die

Universitätsklinik in Atlanta (USA) eine sogenannte Fall-Kontroll-Studie. Dabei verglich man den Vitamin-D-Spiegel von Parkinsonkranken mit dem gleichaltriger, gesunder Menschen. Ergebnis: Bei den Gesunden liegt der 25 D-Blutspiegel signifikant höher. Umgekehrt hatten 55 Prozent der Parkinsonkranken einen auffällig schlechten Vitamin-D-Spiegel. Dabei ist zu bedenken, dass degenerative Erkrankungen stets mehrere Ursachen haben.

Multiple Sklerose ist eine entzündliche Erkrankung des Zentralen Nervensystems, bei der das Mark der Nervenfortsätze zerstört wird. Dabei greifen Immunzellen Gehirn und Rückenmark an, weshalb MS zu den Autoimmunkrankheiten zählt. MS-Kranke entwickeln zahlreiche (multiple) Vernarbungen (Sklerosen) an den Nervenfortsätzen, welche dann die normale Signalübertragung in den Nervenbahnen blockieren. Symptome sind Sehstörungen und verlangsamte Koordinationsfähigkeit der Skelettmuskulatur (Gangstörungen), die später vollständig blockiert, und Muskelschwäche.

MS ist in Mitteleuropa die häufigste chronisch- entzündliche Erkrankung des ZNS, Frauen sind doppelt so oft davon betroffen wie Männer. Seit einiger Zeit wird auch Vitamin D in die Therapie einbezogen. Es gibt schon lange die Beobachtung eines Zusammenhangs zwischen Sonnenbestrahlung und MS. In den USA zum Beispiel - mit relativ vergleichbarem Lebensstil - fand man in den nördlichen Staaten ein viel höheres Vorkommen als in den Südlichen. Auch tritt MS in Hochlagen (ab 2000 Metern) mit stärkerer UVB-Strahlung seltener als in tiefer gelegenen Gegenden auf.

Vorbeugung Multiple Sklerose

Es hat wohl günstigen Einfluss auf das Immunsystem und es scheint die Neigung zu unkontrollierten Vorgängen einzudämmen. Zudem werden entzündungshemmende Vorgänge eingeleitet und die Bildung von Myelin (Markscheiden) in den Nervenfortsätzen angekurbelt. Die klinische Forschung an der Universitätsklinik von Toronto (Kanada) hat 12 Patienten mit akuten MS-Schüben 28 Wochen lang mit einer steigenden Dosis Vitamin D behandelt. Man begann mit 4000 I.E. täglich und steigerte langsam auf 40 000 I.E. am Tag. Während der Behandlung stieg der 25 D-Spiegel von 31 ng/ml auf 154 ng/ml an. Die Zahl der MS-Herde im Gehirn nahm währenddessen um die Hälfte ab! Auf Dauer gilt allerdings ein solch hoher Blutspiegel als bedenklich, da unerwünschte Nebenwirkungen im Calciumhaushalt zu erwarten sind. Folglich kann diese Dosis keine Therapie sein und es ist weitere Forschung vonnöten.

Die Schizophrenie ist eine psychische Störung, die Gedächtnis, Denkvermögen, Sprechen, Wahrnehmung und Gefühle des Betroffenen beeinträchtigt und zu Wahnvorstellungen führt. In der Forschung gibt es Anzeichen, dass eine Mangelversorgung mit Vitamin D im Mutterleib eine spätere Erkrankung begünstigt. Zum Beispiel waren finnische Kinder, die nach der Geburt die Vitamin-

D-Prophylaxe bekamen, viel seltener betroffen als Kinder ohne diese Maßnahme.

Autismus ist eine angeborene, unheilbare Wahrnehmungs- und Informations-Verarbeitungsstörung des Gehirns mit Symptomen von Verhaltensproblemen wie Schüchternheit bis hin zu schwerer geistiger Behinderung. Die Zahl der Autismus Kranken steigt in den Industrienationen ständig, besonders in Gegenden mit vielen Niederschlägen und in Städten mit hoher Luftverschmutzung. Menschen mit dunkler Hautfarbe trifft es häufiger.

Aus Tierversuchen ist bekannt, dass Vitamin-D-Mangel während der Schwangerschaft zu ähnlichen Veränderungen der Gehirnstruktur wie bei Autisten führt. Es fällt auch auf, dass rachitische Kinder viele Symptome zeigen, die für Autismus typisch sind. Neue Forschung kann da zur Erhellung beitragen.

Sonnenlaune mit Vitamin D

Im Winter drückt uns die ständige Dunkelheit aufs Gemüt. Wir werden müde, lustlos und gereizt, bisweilen sogar depressiv. Im Dunkeln schüttet der Körper vermehrt das Hormon Melatonin aus, das nachts für guten Schlaf sorgt. Wenn wir im Winter früh bei Dunkelheit aufstehen müssen, sind wir meist noch müde und ohne Antrieb. Winterdepression und Frühjahrsmüdigkeit könnten an Melatonin liegen. Die Winterdepression (SAD = Saisonale Affektive Störung) mit Antriebslosigkeit, Müdigkeit, Konzentrations-Schwäche, schlechter Stimmung usw. beginnt im Herbst und lässt im Frühling mit steigender Sonne nach.

Der andere bekannte Botenstoff Serotonin, der für gute Laune sorgt, ist bei Depressiven chronisch niedrig, während er bei Gesunden im Frühling und Sommer hoch, und nur im Spätherbst und Winter niedrig ist. Menschen mit Winterdepression haben Regulationsstörungen an den Serotoninrezeptoren der Nervenzellen. Bei Winterdepression hat sich die Lichttherapie bewährt.

Vieles spricht für einen ursächlichen Zusammenhang mit Vitamin D. Vitamin-D-Rezeptoren findet man gehäuft in den Hirnregionen, die unsere Stimmung beeinflussen, besonders im Hypothalamus.

Querschnittsstudien zeigten immer wieder einen statistischen Zusammenhang zwischen 25 D-Spiegeln und depressiver Stimmungslage: Sie war umso schlimmer, je niedriger der Vitamin-D-Status war. Die neueste, größte und methodisch beste Studie stammt aus den Niederlanden, wo man bei Senioren von 65 bis 95 Jahren den 25 D-Spiegel bestimmte und mit objektiven psychologischen Testverfahren den Gemütszustand ermittelte. Patienten mit milden bis starken depressiven Symptomen hatten einen um 14 Prozent niedrigeren 25 D-Spiegel als diejenigen ohne Befund.

Um die Ursächlichkeit besser einzugrenzen, bedarf es Längsschnittstudien. Man nimmt hier gesunde Menschen dazu und verfolgt ihre Entwicklung über viele Jahre hinweg. Für diesen Aspekt gibt es sie bedauerlicherweise noch nicht. Jedoch existieren Placebo kontrollierte Doppelblindstudien mit Vitamin-D-Nahrungsergänzung. Die bislang aussagekräftigste Studie stammt von der Universität in Tromsoe (Norwegen) und wurde 2008 veröffentlicht. Man fand heraus, dass Teilnehmer mit einem 25 D-Spiegel unter 16 ng/ml eine statistisch auffällige Häufung von Depressionen hatten. Die Teilnehmer wurden dann im Losverfahren in drei Gruppen aufgeteilt. Die Probanden in der ersten Gruppe erhielten eine Kapsel mit 20 000 I.E. Vitamin D pro Woche, die in der zweiten Gruppe 40 000 I.E. Vitamin D wöchentlich und in der dritten Gruppe gab es Placebo.

Die erste Gruppe erreichte immerhin in den nächsten Monaten einen 25 D-Spiegel von 35 ng/ml, die Gruppe mit der doppelten Dosis kam auf 45 ng/ml, in der Placebogruppe blieb es bei den niedrigen Werten.

Nach sechs Monaten zeigte sich bei den Vitamin-D-Benutzern im Vergleich zur Placebogruppe eine deutliche Besserung der Depression.

Vitamin-D-Produktion – ab wann reicht die Sonne aus?

Wenn die Sonne scheint, nutzen viele Menschen die Gelegenheit, um etwas für ihren Vitamin-D-Spiegel zu tun. Schließlich leiden bis zu 80 Prozent der Bundesbürger im Winterhalbjahr an einem Mangel des Sonnenhormons. Doch ist die Vitamin-D-Produktion eigentlich zu jeder Jahres- und Tageszeit möglich? Reicht auch die Wintersonne schon aus?

Ja, es gibt sie: Diese Tage im Herbst oder zum Frühlingsbeginn, an denen herrlich die Sonne scheint und man im T-Shirt spazieren gehen kann. Nicht wenige denken dann, ihr Körper würde bereits damit anfangen, das so wichtige Vitamin D zu produzieren. Allerdings ist das erst ab einem bestimmten Punkt möglich. Und egal, wie sehr die Wintersonne Sie auch wärmt: Vitamin D kann der Körper in dieser Zeit nicht bilden.

Vitamin-D-Produktion: Auf den Einfallswinkel der Sonne kommt es an

Auch wenn die Sonne in den Herbst- und Wintermonaten guttut und an besonders milden Tagen auch mal etwas mehr nackte Haut erreicht: Solange wir uns in Deutschland aufhalten, wird sie keine nennenswerte körpereigene Vitamin-D-Produktion stimulieren können. Das liegt am Breitengrad. Denn zwischen Mitte Oktober und Ende März sei der Einfallswinkel der Sonnenstrahlen – auch zur Mittagszeit! – hierzulande schlichtweg zu flach, so Ernährungswissenschaftler Prof. Dr. Nicolai Worm zu FITBOOK. Aber was hat jetzt ein Winkel mit Vitamin D zu tun?

Vitamin-D-Produktion: Sonnenhöhe muss mehr als 42 Grad betragen

Entscheidend für die Bildung von Vitamin D über die Haut sind die UV-B-Strahlen im Sonnenlicht. Die durchdringen nämlich die oberen Hautschichten, bevor sie über verschiedene Zwischenschritte die Produktion von Vitamin D (genauer gesagt: D3) in Gang setzen. Aber: Je flacher der Winkel der Sonnenstrahlen, desto länger ihr Weg durch die Ozonschicht, wodurch ein Teil der wichtigen UV-Strahlung absorbiert wird, also verloren geht.

Als Faustregel gilt: Ist der Schatten länger als die Körpergröße, findet keine bzw. keine nennenswerte Vitamin-D-Produktion statt. Damit dies geschieht, muss die Sonnenhöhe (Höhenwinkel über dem Horizont) 42 Grad oder mehr betragen.
Je weiter nördlich man sich befindet, desto kürzer sind die Intervalle, in denen der Einfallswinkel der Sonne optimal ist. Entsprechend reicht auch in den Sommermonaten eine Sonnenexposition in den Morgen- oder Abendstunden nicht aus.

Ideale Zeit für Vitamin-D-Produktion: Zwischen 11 und 15 Uhr

Im Sommerhalbjahr – Zeitraum zwischen astronomischem Frühlings- und Herbstbeginn – hat die Sonne zwischen 11 und 15 Uhr, und idealerweise um 13 Uhr, den bestmöglichen Winkel, um uns optimal mit dem gesundheitsfördernden Vitamin D, das eigentlich ein Hormon ist, zu versorgen. Dafür reicht dann im Hochsommer – abhängig vom Hauttyp – schon eine kurze Zeit des Sonnenbadens aus (rund 15 Minuten), um einem Vitamin-D-Mangel (vorübergehend) vorzubeugen.

In den ersten Frühlings- und letzten Sommertagen werden die Zeiträume, in denen die Sonne im idealen Winkel steht, entsprechend kürzer. Wer dann sicher gehen möchte, kann mithilfe von Rechnern die Sonnenhöhe an einer bestimmten Position zu einer bestimmten Uhrzeit ermitteln. Auf www.sonnenverlauf.de ist das beispielsweise möglich. Hier müssen Sie dann nur angeben, wo Sie sich befinden und wann Sie Ihr Sonnenbad nehmen, um festzustellen, ob eine Vitamin-D-Produktion überhaupt realistisch ist.

Allerdings ist zu beachten: Weil der Körper Vitamin D nicht lange speichern kann, haben im Winter die meisten Deutschen wieder einen Mangel, den sie allein über die konventionelle Ernährung kaum abfedern können. Lassen Sie regelmäßig Ihren Vitamin-D-Spiegel von Ihrem Hausarzt oder in Ihrer Hausapotheke kontrollieren. Bei einer Unterversorgung oder einem Mangel kann es sinnvoll sein, Nahrungsergänzungsmittel mit Vitamin D zu nehmen. Fischöl bietet sich hier an, also ruhig einmal herzhaft zugreifen, wenn es Sardinen in Öl im Angebot hat.

Warum Sie doch Vitamin D und Fischöl fürs Herz nehmen sollten

Eine neue – und viel gelobte – Harvard-Studie kommt zu dem Ergebnis, dass man durch Einnahme von Vitamin D und Fischöl Herzkreislauf-Erkrankungen doch nicht vorbeugen kann. Wir wollten von einem renommierten Ernährungs-Prof wissen, was er von dieser Studie hält. Kleiner Spoiler: Er ist alles andere als beeindruckt – und das aus guten Gründen.

Vor einigen Tagen sorgte eine neue Harvard-Studie für Aufsehen. Ihr Fazit, so konnte man auf verschiedenen Gesundheitsportalen nachlesen, war ein Schlag ins Gesicht für alle Befürworter von Vitamin-D-Präparaten und Fischöl. Denn die sollen rein gar nichts bringen, will man durch sie versuchen, sein Risiko für Herzkreislauf-Erkrankungen zu senken.

Hört man dann auch noch, was der aus Talkrunden bekannte SPD-Bundestagsabgeordnete und Gesundheitswissenschaftler Prof. Dr. Karl Lauterbach zu den Studienergebnissen zu sagen hat, ist man fast schon geneigt, seine Vitamin-D-Pillen gänzlich in die Tonne zu kloppen.

„Dies ist die mit Abstand beste und methodisch einzig saubere Studie zu Fischöl und Vitamin D", twitterte Lauterbach, und schrieb weiter: „Die Harvard Uni zeigt ganz klar, dass weder Fischöl noch

Vitamin D Herz- und Kreislauferkrankungen vorbeugen. Industrie verkauft unbegründete Hoffnung, falsche Sicherheit", schreibt Lauterbach.

Das ist ziemlich harter Tobak, zumal es immer wieder auch Studien gab, die genau zu entgegengesetzten Ergebnissen kamen. Und auch Experten wie der renommierte Ernährungswissenschaftler und Diplom-Ökotrophologe Prof. Dr. Nicolai Worm betonen in Interviews regelmäßig die wichtige Rolle von Vitamin D und Fischöl für die Physiologie des Körpers im Allgemeinen – und den Schutz vor diversen Zivilisationskrankheiten im Speziellen.

Aus diesem Grund wollten wir von Prof. Worm wissen, wie er die aktuelle Studie bewertet – und ob sie ihn sogar zum Überdenken seiner Thesen bewegen könnte.

Das sagt der Ernährungsprofi

Der Autor verschiedener Ernährungsbücher (darunter Flexi-Carb: Mediterran genießen, Lebensstil beachten) reagiert gelassen auf die hochgelobte Studie, ist aber gleichzeitig entsetzt, da aus seiner Sicht entscheidende Aspekte nicht berücksichtigt worden seien und „so viel inkompetentes Bashing in den Medien" stattgefunden habe. Doch eins nach dem anderen.

Ein Kern-Fazit der Studie lautet: Vitamin D bringt nichts, um die Wahrscheinlichkeit kardiovaskulärer Ereignisse – sprich das Risiko für Herzinfarkt und Co. – zu verringern. Das Problem laut Prof. Worm: Man könne die Studie nicht so einfach auf Deutschland übertragen. Grund dafür sei die deutlich bessere Grundversorgung mit Vitamin D in den USA. Das liege einerseits daran, dass viele US-

Nahrungsmittel mit Vitaminen angereichert sind, andererseits würden US-Amerikaner viel häufiger zu Supplements greifen. Außerdem muss man sich vergegenwärtigen, dass die USA südlicher liegen als Deutschland. Selbst Boston im Nordosten der USA – der Ort, an dem die Studie geleitet wurde – liegt auf der gleichen Höhe wie Rom! Das hat zur Folge, dass die Sonne in den USA länger und intensiver scheint als in München oder Berlin – und Sonne bekanntlich den Motor für die körpereigene Vitamin-D-Produktion darstellt.

Diese deutlich bessere Grundversorgung spiegelte sich Prof. Worm zufolge auch in den Ausgangswerten der Probanden wider. Denn wie man dem Anhang der Studie entnehmen kann, hatten die Teilnehmer bereits vor der Vitamin-D-Supplementierung einen durchschnittlichen Vitamin-D-Spiegel von etwa 30 ng/ml. Davon können wir hierzulande jedoch nur träumen. Prof. Worm erklärt, dass 80 Prozent der Deutschen im Winterhalbjahr einen Spiegel von unter 20 ng/ml hätten (alles unter 30 ng/ml entspricht schon einer nicht-optimalen Versorgung, unter 20 ng/ml einer klaren Unterversorgung). Und auch eine eigene Studie ergab kürzlich, dass nur einer von zehn Kollegen die 30 ng/ml-Grenze nicht unterschritt. Prof. Worm fasst die Ergebnisse der Studie darum so zusammen: „Die Probanden waren eh schon optimal mit Vitamin D versorgt, kein Wunder, dass man dann keinen weiteren positiven Effekt auf die (Herz-)Gesundheit feststellen konnte."

Fischöl-Schlucken heißt noch lange nicht gute Omega-3-Versorgung

Und wo sieht Prof. Worm die Kritikpunkte beim Fischöl-Teil? Vereinfacht könnte man sagen: Man hätte die Studie nicht auswerten sollen nach „Wie viele Tote gibt es in der Gruppe mit Fischöl vs. in der Placebo-Gruppe?", sondern nach der Fragestellung: Wie viele Tote gibt es bei Leuten mit schlechter vs. guter Versorgung?

Der Knackpunkt: Das reine Schlucken von Fischöl sagt noch lange nichts über die tatsächliche Omega-3-Versorgung auf Zellebene aus. Damit Fischöl gut vom Körper aufgenommen werden kann, muss man es zusammen mit fettreicher Nahrung aufnehmen. Warum? Weil die nötige Fettverdauung (und damit die Aufnahme über die Darmschleimhaut) nur dann aktiviert wird, wenn eine Mindestmenge an Fett im Darm vorliegt. Nächste Hürde: Omega-3-Fettsäuren entfalten ihre Wirkung nicht schon im Darm, sondern erst in den Zellen, wo sie in den Membranen eingelagert werden. Und wie viel das am Ende ist, hängt nicht nur davon, wie viel Fischöl man geschluckt hat.

Selbst wenn man einer Gruppe von Leuten die exakt selbe Menge Fischöl verschreibt, wird man eine unterschiedliche Konzentration an Omega-3-Fettsäuren auf Zellebene messen. Prof. Worm weiter: „Entscheidend ist nur, was in den Zellen ankommt. Und das ist sehr individuell, hängt von genetischen Faktoren genauso ab wie von mehreren anderen Faktoren des Lebensstils."

Der Trugschluss in zwei fiktiven Beispielfällen

Um die individuellen Unterschiede deutlich zu machen, stellen wir uns jetzt die folgenden zwei Fälle vor:

Proband X mit einem geringen Omega-3-Index nimmt an der Studie teil und wird der Fischöl-Gruppe zugeordnet. Weil er mal gelesen hat, dass Fett nicht gut fürs Herz sei, achtet er penibel auf eine fettarme Ernährung. Er verstirbt später an einem Herzinfarkt.

Proband Y ist ein leidenschaftlicher Fischesser. Er bekommt durch Zufall nur ein Placebo. Er verstirbt später nicht an einem Herzinfarkt.

Jetzt hat man (mindestens) zwei Möglichkeiten, diese Faktenlage zu analysieren. 1) Einmal kann man schlussfolgern, dass die Zufuhr von Fischöl den Herzinfarkt auch nicht „verhindern" konnte, während den Placebo-Patienten nicht der Herztod ereilte. 2) Oder man berücksichtigt, dass Proband Y aufgrund seiner Lebensgewohnheiten wahrscheinlich einen hohen Omega-3-Ausgangswert hatte, während sich bei Proband X der Wert aufgrund seiner fettarmen Ernährung kaum erhöht hat – trotz regelmäßiger Fischöl-Zufuhr.

Der deutlich verlässlichere Hinweis ist natürlich nicht die bloße Unterscheidung „Fischöl vs. Placebo", sondern die tatsächliche Omega-3-Konzentration in den Zellen.

In der Studie – wie bei vielen bisherigen auch – wurde nur zwischen Fischöl vs. Placebo unterschieden. So kam es, dass sich die Versorgung mit Omega-3 in der Fischöl-Gruppe bei vielen Teilnehmern nicht unterschied von der Versorgung in der Placebo-Gruppe. Mit der Folge, dass kein wirklicher Unterschied zwischen den Gruppen entstand. Ich will von Prof. Worm wissen, warum man sich gegen eine Berücksichtigung des individuellen Omega-3-Indexes entschieden hat. Der Experte antwortet: „Der Omega-3-Index hat sich erst in den letzten Jahren international als relevanter

Parameter etabliert und Forscher sparten sich bislang gerne dessen Bestimmung, vielleicht weil sie das Prinzip noch nicht verstanden hatten oder es ihnen zu aufwändig und zu teuer war. Doch mit dem Abfragen von Ernährungsgewohnheiten oder mit einer bestimmten oralen Gabe kann man noch lange nicht zuverlässig auf die tatsächlich Omega-3-Versorgung in den Zellen schließen."

Doch damit nicht genug: Die Studie, erklärt mir Prof. Worm, würde sogar einen (indirekten) Beweis dafür liefern, dass Fischfette zur Prävention von Herzkreislauf-Erkrankungen beitragen. Denn im Zuge der Untersuchung wurde auch eine Ernährungserhebung vorgenommen. Dabei fand man heraus, dass Leute, die durchschnittlich wenig Fisch essen, bei der Supplement-Einnahme ein signifikant geringeres Risiko zeigten, an Herzinfarkt, Schlaganfall usw. zu versterben. Und wer wenig Fisch isst, hat für gewöhnlich auch einen niedrigen Omega-3-Index.

Letzterer stellt in vielen westlichen Ländern leider die Regel und nicht die Ausnahme dar. So kam eine brandneue Studie aus Frankreich zu dem Ergebnis, dass die dortige Versorgung mit (langkettigen) Omega-3-Fettsäuren genauso miserabel wie in Deutschland ist. Prof. Worm zeigt sich diesbezüglich mitnichten überrascht. „Wenn die Leute nicht mindestens dreimal die Woche fetten Fisch essen, haben sie aufgrund der modernen Lebensmittelproduktion (Stichwort: intensive Tierhaltung) keine Chance auf eine adäquate Zufuhr mit natürlichen Nahrungsmitteln."

Fazit

Was bleibt, ist also eine Studie, die laut dem Experten zu Unrecht über den Klee gelobt worden ist. Einerseits hatten die US-Probanden einen ausgezeichneten Vitamin-D-Ausgangswert, der Rückschlüsse auf Deutschland – wo 80 Prozent der Menschen zu dieser Jahreszeit einen Mangel aufweisen – unmöglich macht. Andererseits wurde nicht berücksichtigt, dass die bloße Einnahme von Fischöl noch lange nichts darüber aussagt, wie gut die tatsächliche Versorgung auf Zellebene ist. Weil beide Verbindungen für unzählige Funktionen im Körper unerlässlich sind, sollten wir sinnvollerweise auch weiterhin auf eine gute bzw. bessere Versorgung mit Omega-3-Fettsäuren und Vitamin D achten.

Starke Immunabwehr

Unser Immunsystem, das unerwünschte körperfremde Stoffe oder Mikroorganismen beseitigt, ist ein komplexes Netzwerk aus unterschiedlichen Zelltypen und Organen. Der Körper nutzt es auch, um entartete Zellen zu entsorgen und verhindert deren unkontrollierte Vermehrung.

Man unterscheidet die sogenannte angeborene Immunabwehr (Außenschichten der Haut, Sekrete in den Schleimhäuten, Fresszellen, Killerzellen usw.) und die erworbene, spezifische Immunabwehr, die gezielt Eindringlinge erkennt und deren Information als Antikörper speichert. Bei erneutem Angriff des Erregers bringt dieses schnell und gezielt die Abwehr-Reaktion hervor. Beide Immunsysteme arbeiten zusammen, um angemessen zu reagieren.

Leider klappt es nicht immer, es kann zu überschießender oder auch zu nur schwacher Immunreaktion kommen. Dabei gibt es angeborene Fehler und erworbene Störfaktoren, die das Immunsystem weniger effektiv machen.

Auch mit fortschreitendem Alter nimmt die Fähigkeit des Immunsystems ab. Radioaktive Bestrahlung und chronische

Erkrankungen schwächen es weiter, ebenso wie ungesunde Ernährung, Stress, Schlafmangel, Genussmittel usw. Immer mehr Wissenschaftler gelangen zu der Auffassung, dass die Häufung grippaler Infekte im Winter nichts mit Kälte, sondern viel mit mangelndem Sonnenlicht zu tun hat.

1981 sprach als erster Wissenschaftler Edgar Hope-Simpson diese Vermutung aus, und es stellte sich tatsächlich heraus, dass Vitamin D tiefgreifenden Einfluss auf das Immunsystem hat. Bei Kontakt mit Zellwänden von Bakterien bilden unsere Abwehrzellen nicht nur Vitamin-D-Rezeptoren, sondern sie produzieren auch dasjenige Enzym, das Vitamin D in die biologisch aktive Form 1,25 D umwandelt. Das aktivierte Vitamin D seinerseits regt nun die Immunzellen an, die körpereigenen „Antibiotika" Kathelicidin und Defensin zu produzieren, die gegen Viren, Bakterien und Pilze wirken. Außerdem bringt 1,25 D die Killerzellen und Fresszellen in Aktion. Übrigens findet man bei Menschen mit Bronchitis oder Lungenentzündung häufig einen schlechten Vitamin-D-Blutspiegel.

Eine Auswertung der bekannten „National Health and Nutrition Survey" (NHANES), einer Studie an einer repräsentativen Bevölkerungsstichprobe in den USA, wies kürzlich den umgekehrten Zusammenhang zwischen Vitamin-D-Status und Atemwegsinfekten auf: Wer mit seinem Vitamin-D-Spiegel nur 10 - 30 ng/ml erreichte, hatte ein 24 Prozent höheres Risiko als Personen mit höherem Blutspiegel.

Zu Tuberkulose (TBC) gibt es die alte Erfahrung, dass Sonnenlicht heilsam wirkt. Man entdeckte später, dass aktiviertes Vitamin D besonders effektiv das Mycobacterium tuberculosis abtötet. Hier sei noch angemerkt, dass Afroamerikaner in den USA mit ihrem schlechteren Vitamin-D-Status sehr viel häufiger an Atemwegsinfekten leiden als die weiße Bevölkerung.

Im Jahr 2008 veröffentlichten Forscher der Oxford Universität eine zusammenfassende Auswertung alter Beobachtungstudien zu Vitamin D und Tuberkulose. Das Ergebnis: Je besser der Vitamin-D-Status, desto geringer das TBC-Risiko. Bemerkenswerterweise ist die Tuberkulose in den Großstädten - und vor allem in Osteuropa - wieder auf dem Vormarsch.

Neurodermitis, Schuppenflechte oder Rosazea (Knollennase) sind Folge einer falsch koordinierten Immunabwehr in der Haut. Dem liegt eine Störung bei der Herstellung der Funktionsfähigkeit von Kathelicidin zugrunde.

Für Autoimmunkrankheiten bedeutet ein niedriger Vitamin-D-Spiegel ein Risiko. Diese Krankheiten fußen auf der Fehlprogrammierung selbstzerstörerisch wirkender T-Zellen, die in einem gesunden Immunsystem mit gewebeschützenden T-Zellen im Gleichgewicht sind. Es gibt zunehmend Forschungsarbeiten mit der Erkenntnis, dass aggressive T-Zellen bei niedrigem Vitamin-D-Spiegel leichter die Oberhand gewinnen und die schützenden zurückgedrängt werden.

Es gibt Hinweise, dass bei ausreichenden Spiegeln an aktiviertem Vitamin D die fehlgeleiteten T- Zellen ihre Aggressivität verlieren, ohne dass die Reaktions-Fähigkeit des Immunsystems darunter leidet.

Eine der Autoimmunerkrankungen ist der Typ-1-Diabetes, bei dem Antikörper die Insulin produzierenden Zellen der Bauchspeicheldrüse zerstören. Auch einige entzündliche Darmerkrankungen sind Autoimmunkrankheiten.

Die Epidemiologie hat dazu folgendes herausgefunden: „Je dunkler die Haut, je weiter entfernt vom Äquator der Lebensraum und je weniger Sonnenexposition, desto höher ist das Risiko für Autoimmunerkrankungen. Multiple Sklerose tritt am häufigsten in Nordamerika und Nordeuropa auf. Die rheumatoide Arthritis kommt besonders oft in Nordamerika und in Japan vor. Entzündliche Darmerkrankungen haben das häufigste Auftreten in Nordamerika sowie in Nord- und Westeuropa.

Offenbar stehen aber auch Allergien, Asthma und Heuschnupfen im Zusammenhang mit dem Vitamin-D-Haushalt. Bei diesen Störungen reagiert der Körper überschießend auf einen Eindringling. Die übermäßige Aktivierung von Mastzellen führt dann zu den unterschiedlichen allergischen Reaktionen."

Die Apoptose - programmierter Zelltod - ist eine lebensnotwendige Funktion der Körperabwehr. Denn wenn normale Körperzellen altern und ihre Funktion verlieren, müssen sie entweder von Abwehrzellen aktiv abgebaut werden oder sie müssen sich selbst zerstören. Das funktioniert so: Die Zellen erkennen selbst, wenn ihre Funktion nachlässt. Sie entwickeln Wölbungen auf der Oberfläche, die sich ablösen, bis sich die Zelle in einen Haufen kleiner Teilchen aufgelöst hat, die nun von den umliegenden Zellen „aufgefressen" werden.

Ist eine Zelle krankhaft entartet, wird sie von Abwehrzellen nicht schnell genug vernichtet und ist sie auch nicht zum kontrollierten Selbstmord fähig, so kann sie zum Ursprung wuchernder Zellen werden, aus denen Krebs entstehen kann.

Vitamin D zügelt den Blutzucker

Inzwischen leiden weltweit circa 246 Millionen Menschen an Diabetes mellitus - mit beängstigender Zuwachsrate. Diese Krankheit schädigt alle Blutgefäße des Organismus, und damit alle Gewebe und Organe.

Das Zuviel an Zucker im Blut entsteht durch eine Störung im Insulinhaushalt. Das Hormon Insulin hat die Aufgabe, den Zucker aus der Nahrung über die Blutbahnen in die Zellen zur Energiegewinnung zu bringen. Ist genügend Insulin verfügbar, gelangt auch ausreichend Zucker in die Zellen. Gibt es zu wenig Insulin, um den Zucker in die Zellen zu schleusen, bleibt zu viel Zucker im Blut, der im Überschuss alle Gewebe angreift. Als Notlösung lässt der Körper einen Teil des Überschusses über die Nieren mit dem Harn abfließen (Diabetes mellitus bedeutet „honigsüßer Harn").

Einerseits ist Zucker eine wichtige Energiequelle für unsere Zellen. Sobald jedoch Insulin fehlt, gelangt davon nicht mehr genügend in die Zellen und reichert sich im Blut an. Dabei unterscheiden wir zwei Arten von Diabetes. Beim Typ-I-Diabetes ist die Bauchspeicheldrüse so krank, dass die Insulinproduktion ganz aufhört. Er kommt am häufigsten in Nordamerika und in

Nordeuropa vor. Typ-I-Diabetes gehört zu den Autoimmunkrankheiten, d.h. die Insulin produzierenden Inselzellen werden durch Abwehrzellen zerstört.

Im Rahmen einer Beobachtungsstudie in Finnland hat man 10 000 Kinder, die 1966 geboren waren, bis ins Jahr 1997 nachuntersucht. Nach 30 Jahren stellte sich heraus, dass die Kinder, die im ersten Lebensjahr täglich 2000 I.E. Vitamin D bekommen hatten, ein um 78 Prozent geringeres Risiko für Typ-I-Diabetes zeigten als diejenigen, die wenig Vitamin D bekommen hatten.

Bei Kindern mit stärkerer Vitamin-D-Mangelversorgung oder gar Rachitis Symptomen, war dieses Risiko sogar um 240 Prozent erhöht. Das Ergebnis wird von einer Reihe von Fall-Kontroll-Studien bestätigt. Vitamin D dämpft überschießende Immunreaktionen und damit das Risiko für eine Selbstzerstörung von Zellen. Zudem wirkt es entzündungshemmend und es ist unentbehrlich für die Insulinproduktion in der Bauchspeicheldrüse.

Die zweite Form ist der Typ-II-Diabetes. Durch eine Insulinresistenz der Körperzellen entwickelt er sich schleichend. Insulinresistenz bedeutet, dass die Zellen im Muskel- und Fettgewebe nicht mehr ausreichend auf dieses Hormon reagieren. Auslöser ist neben Alter und Genetik eine falsche Lebensweise: Bewegungsmangel, Übergewicht mit Bauchfettansatz, Schlafmangel, negativer Stress, Rauchen und andere Faktoren.

Wenn Insulin seine Wirkung in den Zellen nicht mehr ausreichend entfalten kann, gelangt zu wenig Zucker aus dem Blut in die Zellen. Daher bekommt die Bauchspeicheldrüse ein Notsignal, nochmals mehr Insulin zu schicken. Wenn diese Drüse nun über viele Jahre solch hohe Insulinmengen produzieren muss - was sie angesichts hoher Reservekapazität auch kann - erschöpft sie sich irgendwann und kann die verlangten Mengen nicht mehr liefern. Erst jetzt werden auch erhöhte Blutzuckerkonzentrationen gemessen.

Starke Fetteinlagerungen in Muskel- und Leberzellen lassen ebenso wie ein großes Fettdepot im Bauchraum Insulinresistenz entstehen. Mangelnde Bewegung hat die gleichen Folgen. Heute haben zunehmend bereits junge Menschen oder gar Kinder den Typ-II-Diabetes.

Bereits die Insulinresistenz mit krankhaft erhöhten Insulinkonzentrationen kann auch ohne hohen Blutzucker zu Gesundheitsstörungen führen. Dadurch werden insbesondere Fettstoffwechselstörungen und hoher Blutdruck ausgelöst. Man fasst diese gemeinsam auftretenden Störungen als „Metabolisches Syndrom" oder „Insulin-Resistenz-Syndrom" zusammen.

Welche Rolle spielt Vitamin D im Zuckerstoffwechsel?

Es fördert einerseits die Anlage von Inselzellen, sowie Produktion und Ausschüttung von Insulin in der Bauchspeicheldrüse. Ein Vitamin-D-Defizit führt andererseits zu verminderter Insulinsekretion. Darüber hinaus regt Vitamin D die Anlage und Funktion der Insulin-Rezeptoren auf Muskel- und Fettzellen an. Dadurch wird die Empfindlichkeit der Zellen, auf Insulin zu reagieren, direkt gefördert. Zusätzlich mindert Vitamin D die

Entzündungsneigung in den Inselzellen und dämmt Autoimmunreaktionen ein.

Diese neuen Erkenntnisse aus der experimentellen Forschung werden zunehmend durch epidemiologische Studien bestätigt. Im berühmten Gesundheitssurvey der USA, NHANES, fand man, dass das Risiko für Typ-II-Diabetes hellhäutiger Amerikaner bei einem 25 D-Wert über 32 ng/ml um 75 Prozent niedriger war als bei Werten unter 14 ng/ml. Bei Teilnehmern mit spanisch-mexikanischer Abstammung war bei gleichen Werten das Risiko sogar um 83 Prozent reduziert. Man fand heraus, dass die Insulinresistenz parallel zum sinkenden 25 D-Spiegel immer mehr zunahm.

Nach 20 Jahren Langzeitbeobachtung in der weltberühmten Nurses Health Study an mehr als 100 000 amerikanischen Krankenschwestern erwies sich, dass mit hoher Vitamin-D-Zufuhr das Risiko für Typ-II-Diabetes deutlich abnahm.

Gesunde Blutgefäße und Vitamin D

Die meisten Todesfälle der westlichen Industriegesellschaften gehen auf Herz-Kreislauf-Erkrankungen zurück, die zum Großteil auf Schwächung des Gefäßsystems beruhen. Ein Großteil der Bevölkerung lebt mit gesundheitlichen Beeinträchtigungen wie Bluthochdruck, Fettstoffwechselstörungen, gestörtem Zuckerhaushalt und anderem mehr. Inzwischen findet man die Störung immer häufiger bei Kindern.

Ist daran neben Bewegungsmangel und Übergewicht auch vielleicht Sonnenmangel beteiligt?

Zum Blutdruck: Es ist der herrschende Druck in Blutgefäßen und Herzkammern. Er hängt vom Widerstand der Blutgefäßwand, Blutvolumen und Pumpkraft des Herzens ab. Als Bluthochdruck - Hypertonie - bezeichnet man chronisch erhöhten Blutdruck von mehr als 140 zu 90 mm Hg (Quecksilbersäule als Maßeinheit der Druckmessung). Er bewirkt eine Überbeanspruchung des Herzmuskels und führt auf Dauer zu dessen krankhafter Vergrößerung. Wenn der Herzmuskel zunehmend dicker und steifer wird, kann sich das Herz nicht mehr so leicht entspannen und das Blut ansaugen. Folglich füllt es sich schlechter und verringert damit die Blutversorgung im ganzen Körper. Es kommt zu Herzschwäche mit der weiteren Folge von Herzrhythmusstörungen. Ein Schlaganfall oder Herzversagen können die Folge sein.

Durch dauerhaft hohen Druck werden zunehmend die Adern geschädigt, besonders die Kapillaren im Gehirn, im Augenhintergrund und in der Niere. Sie verlieren immer mehr an Elastizität und verkalken umso schneller, je höher der Blutdruck ist - das erhöht wiederum den Gefäßwiderstand mit der Folge weiter steigenden Blutdrucks. So kommt es zu Arteriosklerose. Wenn der Durchmesser der verkalkenden Arterien immer enger wird, steigert das entsprechend die Mangelversorgung der Organe mit Nährstoffen und Sauerstoff, die Funktionen werden beeinträchtigt.

Zudem besteht das Risiko eines Gefäßverschlusses durch einen Blutpfropfen, was die Blutversorgung in einem größeren Bereich unterbricht. Bluthochdruck erhöht das Risiko für Funktionsstörungen aller Organe. Die gefürchtetsten Folgen sind die „Koronare Herzkrankheit" (KHK), die unbehandelt häufig zu Herzinfarkt führt oder der Schlaganfall.

Als optimaler Blutdruckbereich mit den geringsten Risiken für Herz-Kreislauf-Erkrankungen gilt ein Wert von maximal 120 zu 80 mm Hg im Ruhezustand, 140 zu 90 gilt bereits als grenzwertig. Eine Blutdruckerhöhung finden wir bei Übergewicht, häufig verbunden mit Zucker- und Fettstoffwechselstörungen, und durch chronisch erhöhten Insulinspiegel - das metabolische Syndrom.

Ausschlaggebend für den Blutdruck ist die Funktionsfähigkeit der Gefäßwände

Ihre innerste Schicht besteht aus Endothelzellen, die den Stoffaustausch mit dem Gewebe kontrollieren und gefäßaktive Substanzen produzieren. Wenn Blutgefäße steif werden oder sich verengen, steigt der Blutdruck an. Um die richtige Spannung der Gefäßmuskulatur zu erhalten, produzieren die Endothelzellen Stickstoffmonoxid (NO). Ein Mangel an NO führt zu Engstellung der Adern.

Das Endothel ist zudem für effektiven Sauerstoffaustausch mit dem Blut zuständig, es ist am Gerinnungssystem und an der Fließfähigkeit des Blutes beteiligt. Es muss Entzündungsprozesse zur Immunabwehr einleiten, sie jedoch auch kontrolliert beenden können. Somit ist das Endothel eine wichtige Schaltstelle für den Körper.

Die Muskelzellen der Gefäßwand haben spezifische Rezeptoren für Vitamin D, das in den Calciumstoffwechsel der Endothelzellen eingreift und dabei die Elastizität der Gefäßwand fördert, die Wirkung eines gefäßverengenden Hormons (Angiotensin) hemmt, Entzündungsneigung reduziert, vorschnelle Blutgerinnung stoppt und unkontrollierte Zellwucherungen, aus denen arteriosklerotische Ablagerungen entstehen können, eindämmt.

Zur Epidemiologie: Je weiter vom Äquator der Lebensraum entfernt ist, desto mehr Menschen leiden an Bluthochdruck. Eine deutsche Forschergruppe um Malte Bühring und Rolf-Dieter Krause aus der Charité´ (Universität Berlin) hat in Zusammenarbeit mit dem berühmten Vitamin-D-Forscher Michael Holick die Wirkungen von UVB-Bestrahlungen getestet. Man hat die Teilnehmer 6 Wochen lang, dreimal pro Woche, auf eine Sonnenbank gelegt. Der 25 D-Spiegel stieg während dieser Zeit um 162 Prozent, gleichzeitig sanken systolischer und diastolischer Blutdruck um je 6 mm Hg, soviel wie sonst mit Medikamenten und mehr als mit salzarmer Kost. Bei einer Kontrollgruppe, die nur mit UVA bestrahlt wurde, sank weder der Blutdruck, noch stieg der 25 D-Spiegel.

Ermutigt durch diese bahnbrechenden Beobachtungen testeten Holick und Kollegen anschließend die Wirkung der UVB-Bestrahlung bei einer Gruppe von Herzpatienten. Tatsächlich ließ sich allein mit der Sonnenbanknutzung die Herzkraft bzw. Pumpleistung steigern, während parallel die Herzbelastung abnahm.

Im großen Gesundheits-Survey der USA, dem NHANES-Projekt, wurde bei fast 13 000 Teilnehmern auch die Höhe des Blutdrucks mit dem 25 D-Spiegel verglichen. Der signifikante Zusammenhang: Je höher der 25 D-Spiegel, desto niedriger der Blutdruck, was besonders bei Teilnehmern über 50 Jahren sehr ausgeprägt war.

Aus dem gleichen Forschungsprojekt gibt es zudem Erkenntnisse zur peripheren, arteriellen Verschlusskrankheit (PAD), volkstümlich auch „Schaufensterkrankheit" genannt. Diese Störung der Durchblutung der Extremitäten wird durch Verengung oder Verschluss der Hauptschlagader oder anderer Arterien ausgelöst. Sie tritt meist in den Beinen auf und bewirkt anfangs nur Schmerzen beim Gehen. In Deutschland leiden daran etwa 4,5 Millionen Menschen. Hauptursache ist die Arteriosklerose, gelegentlich auch Entzündungen der Blutgefäße.

In der NHANES fand man heraus, dass das Risiko für eine PAD umso mehr ansteigt, je niedriger der 25 D-Spiegel ist.

Einige der bekanntesten und methodisch besten Langzeitstudien erwiesen, dass Männer mit einem 25 D-Spiegel unter 15 ng/ml im Vergleich zu solchen mit Werten über 30 ng/ml, ein um 600 Prozent erhöhtes Risiko für hohen Blutdruck haben, Frauen um 270 Prozent.

Zusammenfassend lässt sich sagen: Die statistische Wahrscheinlichkeit für Bluthochdruck steigt mit unzureichender Vitamin-D-Versorgung. Bei Bluthochdruck kann sich eine chronische Nierenkrankheit entwickeln. Die ersten Ergebnisse zum Einfluss von Vitamin D darauf lassen aufhorchen: Eine schlechte

Vitamin-D-Versorgung erhöht das Risiko für Nierenkrankheiten und die Gabe von Vitamin D kann bei der Therapie helfen.

Sonne gegen Herzkrankheiten und Hirninfarkte?

Eine Langzeituntersuchung in Deutschland deckt im Jahr 2008 folgendes auf:

Das Risiko für tödliche Herz-Kreislauf-Erkrankungen steigt bei sehr niedrigen Vitamin-D-Spiegel um bis zu 220 Prozent

Bei niedrigem Vitamin-D-Spiegel ist die Sterblichkeit durch Herzmuskelschwäche bzw. Herzversagen um 280 bzw. 500 Prozent erhöht

Vitamin-D-Status und Herzinfarktrisiko

Führende internationale medizinische Fachzeitschriften veröffentlichten diese sensationellen Ergebnisse, die deutschen Medien leider nicht, so dass diese Daten weder die breite Ärzteschaft noch Ernährungsfachleute oder gar Verbraucher erreichten.

In dieser LURIC-Studie (Ludwigshafen *Risk and Cardiovascular Health Study*) hatte man 3300 Menschen mit einem durchschnittlichen Alter von 62 Jahren acht Jahre lang nachuntersucht. Die Teilnehmer waren Patienten, bei denen man eine Koronarangiographie durchführen musste, eine Untersuchung der Herzgefäße, mit der man Verengungen und Verstopfungen feststellen kann. Dabei bestätigte sich, dass 67 Prozent der Teilnehmer an schweren koronaren Herzerkrankungen mit weit fortgeschrittenen Verengungen der Herzkranzarterien litten.

Die LURIC-Studie ist von besonderem Interesse, weil sie bislang kaum untersuchte Risikofaktoren für Herz-Kreislauferkrankungen einbezog. Ein niedriger 25 D-Wert gehörte zu den Risikoparametern.

Während der 8 Jahre Nachbeobachtungszeit verstarben 737 dieser Patienten. Aus den Daten wurde unter anderem aufwendig errechnet, dass bei schlechtem Vitamin-D-Status die Wahrscheinlichkeit für tödliche Herz-Kreislauf-Erkrankungen um bis zu 220 Prozent erhöht ist.

Epidemiologie: Zahlreiche Studien bestätigen, dass Herz-Kreislauf-Krankheiten statistisch deutlich häufiger in Gegenden mit niedriger UVB-Bestrahlung auftreten (nördliche Länder, Städte, niedrige Seehöhe ...). Ins Bild passt die Auswertung der großen Männerstudie in den USA, der Health Professionals Study der Harvard Universität. 18 000 Männer wurden 10 Jahre lang beobachtet. Man fand bei einem niedrigen 25 D-Spiegel unter 15 ng/ml die Herzinfarktrate im Vergleich zu einem Spiegel über 30 ng/ml um 240 Prozent erhöht.

Bemerkenswert ist, dass man auch bei rachitischen Kindern vermehrt Herzmuskelvergrößerung und Herzmuskelschwäche fand, die nach Gabe von Vitamin D und Calcium total verschwanden.

Die bei uns verbreitete Vitamin-D-Mangelversorgung lässt den Blutdruck steigen, erhöht die Thromboseneigung und vermindert die Fähigkeit, Blutgerinnsel aufzulösen. Die Blutwerte verschlechtern sich, während die Entzündungsneigung steigt und die Regenerationsfähigkeit der Gefäßwände abnimmt.

In Deutschland weist Professor Armin Zittermann vom Herz- und Diabetes-Zentrum Bad Oeynhausen seit vielen Jahren auf solche Daten und Zusammenhänge hin.

Sonne schützt vor Krebs

Die epidemiologische Forschung zeigt uns seit Jahren auf: Je besser die Vitamin-D-Versorgung, desto geringer das Risiko für praktisch alle wichtigen Krebsarten. Und: Je mehr Vitamin D im Körper eines Krebskranken seine heilende Wirkung entfalten kann, desto größer dessen Überlebenschancen.

Zudem belegen Dutzende von Studien, dass Sonne vor Krebs schützt, und es mehren sich wissenschaftliche Hinweise, dass ausreichende Sonnenbestrahlung sogar vor dem Melanom (Schwarzer Hautkrebs) schützt.

Was ist Krebs?

Man bezeichnet damit eine unkontrollierte Neubildung von Zellen, die sich in einem Verband, der Geschwulst, ansammeln. Wenn die Abstimmung von Wachstum, Teilung und Zerstörung entarteter Zellen nicht mehr funktioniert, kann das passieren. Bei genetischen Fehlern versucht das Immunsystem zunächst, die unkontrolliert wachsenden Zellen zu bekämpfen. Geht das schief, ruft es das Selbstmordprogramm für solche Zellen, die Apoptose, auf. Wenn alle Abwehrmaßnahmen nicht greifen, werden die entarteten Zellen unsterblich. Sie können eine eigene Blutversorgung aufbauen, sich gegenüber dem Immunsystem maskieren und auch unter Sauerstoffmangel überleben.

Besonders gefährlich werden die Krebszellen, die aus ihrem Zellverband auswandern, sich in fremden Geweben (Knochen,

Lunge, Gehirn ...) ansiedeln und sich dann geschwulstartig vermehren. Das sind die Metastasen, die den Krebs für 90 Prozent der todkranken Krebspatienten zum Killer werden lassen.

Was hat Sonnenschein mit Krebs zu tun?

Anfang der 80er Jahre fanden die Forscher Cedric und Frank Garland von der Johns-Hopkins-Universität in Baltimore, Maryland, den geographischen Zusammenhang zwischen Breitengrad und Krebs, insbesondere bei Darmkrebs. Sie stellten als Erste die Hypothese auf, dass dahinter Unterschiede in der UV-Bestrahlung stünden, und damit Unterschiede beim Vitamin-D-Status.

1989 überprüften die beiden Garlands zum ersten Mal den Zusammenhang zwischen 25 D—Blutspiegel und dem Auftreten von Darmkrebs durch Auswerten von acht Jahren Beobachtung an 26 000 Menschen aus Washington County. Ihre Vermutung bestätigte sich: Je höher der 25 D-Spiegel der Teilnehmer, desto niedriger lag das Risiko für Darmkrebs. Danach untersuchten sie die Zusammenhänge für Brust- und Prostatakrebs und fanden erneut diese geographischen Zusammenhänge. Somit war die Hypothese untermauert: Sonne bzw. Vitamin D schützt vor Krebs.

Das wurde anschließend in Dutzenden von Fall-Kontroll- und Langzeitbeobachtungs-Studien weiter untersucht. Inzwischen unterstreichen viele gute Studien den beschriebenen Zusammenhang von Vitamin-D-Mangel zu:

Darmkrebs,

Brustkrebs,

Prostatakrebs,

Blasenkrebs,

Speiseröhrenkrebs,

Magenkrebs,

Gallenblasenkrebs,

Gebärmutterhalskrebs,

Eierstockkrebs,

Lungenkrebs,

Pankreaskrebs,

Nierenkrebs,

Schilddrüsenkrebs

sowie für das Hodgkin-Lymphom.

Auch bei den Teilnehmern der LURIC-Studie erwies sich ein niedriger Vitamin-D-Spiegel als unabhängiger Risikofaktor für alle Krebstodesfälle. Umgekehrt stellte man fest: Pro Anstieg des 25 D-Spiegels um 10 ng/ml sank das Krebsrisiko um 34 Prozent.

Wie kann Vitamin D vor Krebs schützen?

Zunächst hemmt Vitamin D die unkontrollierte Zellteilung und unterstützt die Zellreifung in Richtung gutartiger Zellwucherung Es aktiviert Gene zur DNS-Reparatur und zusätzlich solche, die Metastasen hemmen. Vitamin D stoppt das Wachstum entarteter Zellen und steigert die Fähigkeit zur Apoptose. Es hemmt die Anlage neuer Blutgefäße in Geschwüren und ist wirksamer Gegenspieler des Hormons Östrogen, das Brustkrebs begünstigt.

Im Jahr 2007 veröffentlichte ein Forscherteam um Lappe eine doppeltblinde, Placebo kontrollierte Studie zum Thema. 1200 Frauen im Alter von über 55 Jahren erhielten - in drei Gruppen unterteilt - täglich entweder 1400 mg Calcium oder in der zweiten Gruppe 1400 mg Calcium plus 1100 I.E. Vitamin D oder in der dritten Gruppe ein Placebo.

Mit dem Kombipräparat stieg der 25 D-Spiegel um 38 ng/ml an. Nach 4 Jahren Behandlung war in der Gruppe Calcium plus Vitamin D im Vergleich zur Placebogruppe das Neuauftreten von Krebs - alle Krebsarten zusammengefasst - um 77 Prozent gesenkt In der Gruppe, die ausschließlich Calcium erhielt, war das Risiko um 41 Prozent gesenkt.

Die Meinung von Nicolai Krebs zur Krebsvorbeugung möchte ich Ihnen nicht vorenthalten: „Täglich wird in den Medien und in Fachkreisen diskutiert, wie man der Schreckenskrankheit Krebs vorbeugen kann. Kaum ein Zusammenhang aus dem Bereich Ernährung und aus dem Bereich Umwelt ist so gut belegt. Und kaum eine nachgewiesen wirkungsvolle Vorbeugemaßnahme ist so einfach verfügbar. „Yes it can!" - Vitamin D kann das Krebsrisiko senken. Wann fangen wir endlich damit an?"

Länger leben mit Vitamin D

Was ist Gesundheit? Das Wort gesund geht zurück auf einen germanischen Ausdruck, der „stark" oder „kräftig" bedeutete. Die Weltgesundheitsorganisation (WHO) definierte 1946 Gesundheit folgendermaßen: "Die Gesundheit ist ein Zustand des vollständigen körperlichen, geistigen und sozialen Wohlergehens und nicht nur das Fehlen von Krankheit oder Gebrechen. Der Besitz des bestmöglichen Gesundheitszustandes bildet eines der Grundrechte jedes menschlichen Wesens, ohne Unterschied der Rasse, der Religion, der politischen Anschauung und der wirtschaftlichen oder sozialen Stellung."

In der medizinischen Forschung geht es bei Gesundheit nur um die Abwesenheit von Krankheit. Die Epidemiologie misst die Einflüsse, welche die Wahrscheinlichkeit für Krankheiten erhöhen, aber auch die Schutzfaktoren, die das Risiko verkleinern.

Wie wirkt sich ein guter Vitamin-D-Status auf die Gesundheit aus?

In der LURIC-Studie traten während der 8 Jahre Beobachtung bei den 3300 Teilnehmern 737 Todesfälle auf, davon 63 Prozent durch Herz-Kreislauf-Erkrankungen und 34 Prozent durch Krebs.

Die Untersuchung der Beziehung von Vitamin D zur Sterberate war beeindruckend: Im Vergleich zu den Teilnehmern mit einem 25 D-Spiegel von mindestens 24 ng/ml, hatten diejenigen mit einem Wert zwischen 10 und 17 ng/ml ein 53 Prozent erhöhtes Risiko für frühzeitigen Tod und diejenigen mit einem 25 D-Spiegel von 6 bis 10 ng/ml ein um 108 Prozent erhöhtes Risiko.

Erstaunlich dabei war: Wer einen sehr niedrigen 25 D-Spiegel hatte, bei dem war die Gesamtsterblichkeit sogar unabhängig vom Schweregrad der Herzgefäßerkrankung erhöht.

Im Jahr 2007 führten der französische Wissenschaftler Autier und die italienische Forscherin Gandini eine Metaanalyse von 18 Supplementstudien durch. Sie umfasste 57 311 Probanden mit einer durchschnittlichen Behandlungszeit von 6 Jahren. Insgesamt starben in dieser Zeit 4777 Personen. Die meisten Studien lagen in der täglichen Vitamin-D-Dosierung zwischen 400 und 800 I.E. (Mittelwert 528 I.E.).

Ergebnis: Die Gesamtsterblichkeit sank in der Vitamin-D-Gruppe im Vergleich zur Placebo-Gruppe statistisch signifikant um 7 Prozent, und das bei recht geringer Vitamin-D-Supplementierung. In 9 Studien hatte man die 25 D-Spiegel vor und nach der Behandlung dokumentiert. Nur in 4 der 9 Studien erreichte man den anzustrebenden Mindestspiegel von 30 ng/ml. Man kann daher nur spekulieren, um wie viel stärker die Senkung der Sterberate bei höherer Vitamin-D-Dosierung gewesen wäre.

Wie erreicht man einen optimalen Vitamin-D-Spiegel?

Hunderte von wissenschaftlichen Studien zeigen uns das riesige Wirkungsspektrum von Vitamin D auf. Man findet zunehmend eindeutige Beweise dafür, dass ein 25 D-Spiegel von mindestens 30 bis 32 ng/ml günstig ist, um viele unserer Zivilisationskrankheiten zu verhindern. Die Einschätzungen für einen optimalen Vitamin-D-Spiegel unterscheiden sich noch: Vorsichtige Forscher empfehlen den Bereich von 30 bis 50 ng/ml, fortschrittlichere 50 bis 90 ng/ml.

Es wäre bereits eine große Aufgabe, bei der Bevölkerung einen Mindestspiegel von 30 ng/ml anzustreben. Was hält Meinungsbildner und Fachgesellschaften davon ab, dieses Problem anzugehen?

Bis vor 20 Jahren ging man von unerwünschten Nebenwirkungen des Vitamin D bei höherer Dosierung aus. Die Begründung war, dass Vitamin D den Calciumhaushalt rasch entarten ließe und damit vor allem die Nieren geschädigt würden. Die Masse der Studienergebnisse der letzten 10 bis 20 Jahre widerlegten das klar - was jedoch ignoriert wurde.

Auch im Jahr 2009 gibt das tonangebende „Institute of Medicine" in den USA eine „langfristig sichere obere Grenze" mit einer Dosis von 2000 I.E. täglich an. Die Europäische Union mit ihrem „Scientific Committee on Food" beziffert diese 2000 I.E. täglich als „obere tolerable Grenze". Auch das Bundesamt für Risikobewertung in Berlin gibt 2000 I.E. als Obergrenze für die Zufuhr an.

Dazu schreibt Worm: „Ist das nicht irre? Dabei weiß jeder, der die Fachliteratur aufmerksam verfolgt, seit Jahren, dass Erwachsene mit einer täglichen Dosis von 2000 I.E. im Winter-Halbjahr einen 25 D-Blutspiegel von 30 ng/ml nicht sicher erreichen. Zunächst möchte ich diesen Empfehlungen der Gremien noch einmal unsere Mutter Natur gegenüberstellen: Je nach individueller Sonnenverträglichkeit täglich 10 bis 20 Minuten mittags ungeschützt an der Sommersonne - und der Körper produziert 10 000 bis 20 000 I.E. (!!!) Vitamin D. Ohne Probleme und ohne irgendwelche "giftigen" Nebenwirkungen. Mit solch kurzer, intensiver Sonnenbestrahlung können wir Blutwerte von 40 bis 60 ng/ml an 25 D erreichen."

Zur oralen Zufuhr: Neue doppelblind durchgeführte Dosis-Findungsstudien haben gezeigt, welche Dosis für gute Blutwerte angebracht ist. In einer Untersuchung amerikanischer Teilnehmer mittleren Alters, mussten diese 18 Wochen lang - im Winterhalbjahr - 3400 I.E. täglich einnehmen, damit 90 Prozent von ihnen wenigstens einen Blutspiegel von 30 ng/ml erzielten. Wenn man mit Werten unter 20 ng/ml im Winter startet, braucht man über diesen Zeitraum sogar 5000 I.E. täglich, um 30 ng/ml zu erreichen.

Für diese Amerikaner wurde noch hochgerechnet, dass sie, um die optimalen Werte von 40 bis 60 ng/ml zu erzielen, ein halbes Jahr lang täglich 4000 bis 5000 I.E. einnehmen müssten.

Auch bei einer Testung von 50 000 I.E. Vitamin D täglich, 6 Wochen lang, fand man keinerlei toxische Wirkung. Selbst Megadosen von 600 000 I.E. bei absolutem Vitamin-D-Mangel wurden gut toleriert.

Es gibt inzwischen eine ausgezeichnete Datenlage, die sehr beruhigend ist. Toxische Wirkungen konnten erst bei noch viel höheren Dosierungen festgestellt werden. Worm zum Verhalten offizieller Stellen:

"Warum reagieren die offiziellen Stellen nicht auf diese Datenlage? Dazu habe ich leider auch keine Antwort. Fachgesellschaften tun sich generell schwer, etwas zu verändern. Eine Vermutung: Durch eine Veränderung könnte zugegeben werden, dass man zuvor vielleicht falsch lag. Wenn altgediente Vorstandsmitglieder eine Änderung verkünden müssen, sind die Lorbeeren ihrer eigenen Errungenschaften eventuell befleckt. ... Jetzt muss es zunächst darum gehen, die hohe gesundheitliche Bedeutung einer verbesserten Vitamin-D-Versorgung für die Bevölkerung anzuerkennen. ..."

Worm führt weiter aus: "Hoffentlich wachen unsere Gesundheitspolitiker auf, wenn sie erfahren, wie stark unser Gesundheitssystem entlastet würde, wenn sich alle Bürger anständig mit Vitamin D versorgen würden. Eine internationale Expertengruppe aus den USA, Norwegen, Österreich und Deutschland hat hierzu im März 2009 eine Berechnung veröffentlicht.

Sie haben für 17 europäische Länder umfassend berechnet, was an Mitteln eingespart werden könnte, wenn die Bevölkerung dieser Länder im Schnitt über das Jahr hinweg ihren Vitamin-D-Spiegel auf 40 ng/ml anheben würde und damit Erkrankungen aus dem Bereich Herz-Kreislauf-, Infektions-, Autoimmun- und Krebserkrankungen deutlich zurückdrängen würde. Dazu haben sie die Ergebnisse aller wichtigen epidemiologischen und klinischen Untersuchungen und deren Metaanalysen herangezogen. Nach ihren Berechnungen wäre eine ganzjährige mittlere Zufuhr von 2000 bis 3000 I.E. Vitamin D pro Tag notwendig, um das angestrebte Ziel zu erreichen. In die Kostenberechnung für diese Maßnahme gehen aber nicht nur die Vitaminpräparate, sondern auch eine angenommene Anreicherung von Nahrungsmitteln und die nötigen Folgeuntersuchungen mit ein. Zusammen kommt man auf 10 Milliarden Euro pro Jahr an notwendiger Investition.

Auf die andere Seite der Bilanz hat man die Belastung des Bruttosozialprodukts durch die genannten Krankheiten mit den entsprechenden Folgekosten gestellt. Im Ergebnis findet sich eine rechnerische Ersparnis von 187 Milliarden Euro pro Jahr durch konsequente Vitamin-D-Versorgung der Bevölkerung. Ein exorbitanter volkswirtschaftlicher Nutzen". Zu dieser Meinung muss man allerdings auch sagen, dass dann dem Pharmakartell genau diese 187 Milliarden Euro fehlen würden, weshalb von deren Seite alles getan wird, diese Entwicklung der Anreicherung der Nahrungsmittel mit simplem Vitamin D zu verhindern.

Kann man über Nahrungsmittel genügend Vitamin D bekommen?

Die DGE räumt ein, dass die Vitamin-D-Versorgung im Argen liegt. In Deutschland werden über die Nahrung nur circa 100 I.E. erreicht, die Hälfte der von ihr empfohlenen (sehr niedrigen) Dosis. Die aktuelle Stellungnahme der DGE zum Thema vom 25.4.2006:"Zur Vitamin-D-Versorgung tragen einige fettreiche Lebensmittel wie

Hering, Lachs, Thunfisch, Leber, Hühnerei und Margarine (mit Vitamin D angereichert) sowie auch Pilze bei."

Ich möchte Ihnen die Meinung von Nicolai Worm dazu nicht vorenthalten: „Wie aberwitzig, dieser Anspruch, ein natürliches Hormon, das schon seit Urzeiten nur über Sonnenlicht in ausreichenden Mengen dem Körper zur Verfügung gestellt werden kann, nun mit „vollwertiger Ernährung" abdecken zu wollen! Wie eklatant die „Ernährungsfalle" ist, zeigen die aktuellen Dosis-Findungsstudien.

Am Ernährungsinstitut der Universität von Cork in Irland haben Kevin Cashman und Mitarbeiter zwei doppelblinde, Placebo kontrollierte Dosis-Findungsstudien durchgeführt, und zwar mit Dosierungen, die auch mit extremer Ernährung noch erreicht werden könnten. Eine Studie untersuchte Probanden im Alter von 20 bis 40 Jahren, und die zweite beschränkte sich auf über 64-Jährige. Die Probanden wurden jeweils in vier Gruppen unterteilt. Dann gab man den Teilnehmern über einen Zeitraum von 22 Wochen im Winterhalbjahr entweder als Placebo oder jeweils 200, 400 und 600 I.E. täglich in Form eines Supplementes. Anhand der jeweils erzielten 25D-Blutkonzentration konnten die Forscher eine Dosis-/Wirkungskurve erstellen. Daraus rechneten sie die Dosierungen hoch, die zum Erreichen bestimmter Schwellenwerte im Blut nötig wären.

Das Ergebnis ist ernüchternd: Um bei 97,5 Prozent der Teilnehmer wenigstens einen Blutwert von 10 ng/ml zu erzielen, muss man im Mittel 348 I.E. bei den 20- 40-Jährigen und 344 I.E. bei den Älteren geben. Das ist die Grenze zur klinisch feststellbaren

Knochenerweichung! ... Wir wollen gesundheitsfördernde Blutwerte. Die Studienergebnisse zeigen, dass wir chancenlos sind, selbst eine Minimalversorgung an Vitamin D über unsere übliche Ernährung zu erreichen.

Gottlob lieferten Kevin Cashman und Mitarbeiter auch exakte Werte für höhere Blutspiegel. Um wenigstens 90 Prozent der Teilnehmer auf einen Wert über 20 ng/ml zu bringen, benötigte man eine mittlere Zufuhr von 1240 I.E. bei den jüngeren und 980 I.E. bei den älteren.

Auch mit diesem Blutspiegel können wir uns aber nicht zufriedengeben! Wenn man unsere Mindestforderung, das heißt eine 25 D-Blutkonzentration von mindestens 30 ng/ml, für alle Teilnehmer erfüllen wollte, hätte man 1760 I.E. bei den jüngeren und 1550 bei den älteren benötigt. Jetzt sind wir schon bei um das Achtfache höheren Dosierungen, als es die Empfehlungen vorgeben."

Worm nimmt kein Blatt vor den Mund, wenn er beklagt: „Obwohl die Versorgungslage für Vitamin D in Deutschland beklagenswert ist und von der DGE selbst beklagt wird, verhindert dieselbe Gesellschaft eine Verbesserung der Situation, indem die Möglichkeit einer Supplementierung über frei verkäufliche Nahrungsergänzungsmittel massiv beschnitten wird. Wenn Sie Ihr Vitamin D hoch dosieren wollen, müssen Sie sich daher ein Rezept beim Arzt besorgen oder apothekenpflichtige Monopräparate quasi packungsweise essen, was teuer und wenig praktikabel ist.

Im Grunde genommen ist es unverantwortlich, dass sich die Fachgesellschaften immer noch gegen Supplementierung aussprechen. Da bleibt nur eine Hoffnung: Die Amerikaner werden sicherlich in nicht allzu ferner Zukunft ihre Zufuhrempfehlungen deutlich anheben. Dann wird es noch die berühmten vier bis fünf Jahre dauern, bis unsere Fachgesellschaften dies als neueste Erkenntnis verkaufen und in gleicher Weise empfehlen."

Die Hautkrebshysterie

Eine gut gebräunte Haut ist der beste Schutz gegen den schwarzen Hautkrebs!

Vitamin D ist wesentlich für viele wichtige Funktionen im Körper, wie Nicolai Worm in den vorangegangenen Kapiteln aufzeigte. Dennoch lautet die allgemeine Devise: "Die Sonne meiden, um gesund zu bleiben."

Worm hält dem entgegen: „Eine gut gebräunte Haut ist der beste Schutz gegen den schwarzen Hautkrebs!"

Bei Hautkrebs handelt es sich um unterschiedliche Erkrankungen mit verschiedenen Einflüssen, die Sonne ist nur einer der zahlreichen Faktoren. Die Schäden werden weniger vom kurzwelligeren UVB als vom UVA angerichtet. Je mehr Melanin die Haut hat - je deutlicher also die Bräunung ist - desto geringer sind Schäden durch die Strahlung. Das Hautpigment Melanin wandelt fast die gesamte Strahlungsenergie in harmlose Wärme um und verhindert dadurch die Bildung freier Radikale, welche Zellschäden verursachen können.

Das Melanom, der gefürchtete schwarze Hautkrebs, kommt durch die Schutzfunktion des aktivierten Melanins bei Menschen mit schwarzer beziehungsweise brauner Hautfarbe um ein Vielfaches seltener vor als bei Weißen. Der Selbstschutz der Haut vor sonnenbedingten Schäden, besteht in Bräunung und Vitamin D-Bildung.

Bei Hautkrebs unterscheidet man den Melanom-Hautkrebs und den Nicht-Melanom-Hautkrebs, die beide unterschiedliche Ursachen und auch unterschiedliche gesundheitliche Relevanz haben.

Der schwarze Hautkrebs - Melanom - hat seinen Namen vom Entstehungsort, den Melanozyten. Dieser bösartige Tumor der Pigmentzellen kann unkontrolliert wachsen und in umliegendes, gesundes Gewebe eindringen. Über die Streuung als Metastasen kann er in Knochen, Gehirn und vielen anderen Organen Tumore verursachen. Er macht nur 10 Prozent der Hautkrebsfälle aus, ist jedoch verantwortlich für 85 Prozent der Todesfälle durch Hautkrebs. Nach Angaben der Deutschen Krebsgesellschaft (DKG) und des Deutschen Krebs-Forschungszentrum erkranken in Deutschland jährlich 14 000 bis 15 000 Menschen am Melanom, von denen 2000 sterben - das macht etwa ein Prozent aller Krebstodesfälle bei uns aus.

Der Nicht-Melanom-Hautkrebs, auch weißer Hautkrebs genannt, kommt häufiger vor, ist dafür jedoch wesentlich ungefährlicher als das Melanom. Man unterscheidet Basalzellenkarzinom und Plattenepithelkarzinom. Das Basalzellenkarzinom oder Basaliom ist die häufigste Hautkrebsart und tritt in der Epidermis (obere Hautschicht) auf. In der BRD gibt es jährlich 100 Fälle auf 100 000 Einwohner. Er tritt meist im Gesicht, an Ohren und Handrücken auf, als kleine glatte, perlmuttartige Erhebungen. Er kann wachsen und in umgebendes Gewebe eindringen, bildet jedoch nur in 0,03 Prozent der Fälle Metastasen.

Das Plattenepithelkarzinom oder Spinaliom zeigt sich vor allem im Gesicht als feste rote Erhebung und fühlt sich trocken, juckend und schuppig an. Nach Angaben der DKG gibt es in Mitteleuropa jährlich 20 bis 30 Neuerkrankungen pro 100 000 Einwohner. Das Alter der Patienten liegt bei 70 Jahren, Männer sind häufiger betroffen. Bei Nichtbehandlung kann er sich in angrenzende Lymphknoten oder Organe ausbreiten, was aber nur selten geschieht.

Für die beiden weißen Hautkrebsarten liegt die wichtigste Ursache in häufiger übermäßiger Sonnenbestrahlung. Besonders gefährdet sind Personen mit geschwächtem Immunsystem. Je früher solch ein Krebs entfernt wird, desto besser die Heilungschancen!

Dagegen tritt das Melanom auffällig oft an Körperstellen auf, die nicht oder nur selten der Sonne ausgesetzt sind. Risikofaktoren sind erbliche Vorbelastung, Muttermale und helle, sonnenempfindliche Haut. Sonnenbrände steigern das Risiko. Je früher er entdeckt wird, desto aussichtsreicher ist die Therapie. Die Forscherbrüder Garland fanden heraus, dass Menschen, die im Freien arbeiten, wesentlich seltener Melanome bekommen als solche, die in Innenräumen tätig sind.

Drei neue Metaanalysen von 60 epidemiologischen Studien bestätigen das: Regelmäßige Sonnenbestrahlung durch Aufenthalt im Freien, durch Sport oder Gartenarbeit, senkt das Melanom-Risiko. Verschiedene Untersuchungen legen den Schluss nahe, dass

Sonnenschutzmittel das Melanom Risiko erhöhen, wenn sie UVB blockieren und UVA (gewebeschädigend) durchlassen.

Die vorliegenden Daten sprechen für sich: Die eigentliche Problematik liegt in der gelegentlichen, aber dafür sehr intensiven Sonnenbestrahlung (nach dem Motto: Raus aus dem Büro - hinein in den Kenia-Urlaub): Weiße Haut hat bei intensiver Sonnenbestrahlung keinerlei Pigmentschutz. Die UV-Strahlen können in tiefe Hautschichten eindringen und dort das Erbgut der Melanin produzierenden Zellen verändern. Auch fehlt in weißer Haut Vitamin D, um entartete Zellen auszusondern. Wenn dagegen die Haut durch kontinuierliche, langsam ansteigende Sonnenbestrahlung stark pigmentiert und verdickt ist, können die UV-Strahlen die oberen Hautschichten kaum durchdringen und keinen Schaden an der DNS der Melanozyten anrichten.

Man hat festgestellt, dass Rauchen zu ähnlichen Alterungsvorgängen in der Haut führt wie chronische Sonnenbestrahlung. Das erklärt wohl auch, dass Rauchen plus ausgiebiges Sonnenbaden das Risiko für weißen Hautkrebs verstärken.

Eine kürzlich durchgeführte internationale Vergleichsstudie bestätigte, dass Menschen mit weißem Hautkrebs, wegen der besseren Vitamin-D-Versorgung, seltener an Krebs der inneren Organe erkranken. Offenbar ist es eine Frage der Dosis, ob die Sonne mehr nützt als schadet!

Was ist die richtige Dosis?

Nach einem langen Winter sollte man sich vorsichtig an die Sonne herantasten, wobei die Hellhäutigen am meisten Obacht geben müssen: Am ersten Tag ein paar Minuten Sonne - ohne Sonnenschutzmittel -, dann in den Schatten. Am zweiten Tag ein bis zwei Minuten länger - wieder ohne Sonnenschutz, damit sich die Pigmente aufbauen können. Langsam die Dauer der Besonnung steigern, jede Rötung (= Überdosis) sollte vermieden werden.

Wer länger in der Sonne bleiben will, muss nach den ersten ungeschützten Minuten eine Sonnencreme mit hohem Lichtschutzfaktor (die UVA und UVB abhält) auftragen. Nach der ersten Tönung darf man etwas länger in der Sonne bleiben, nach richtiger Bräunung noch länger. Zur Erinnerung: Bei Weißhäutigen ist nach 20 Minuten das Maximum an Vitamin-D-Bildung in der Haut erreicht, bei brauner Haut dauert es deutlich länger. Das lange Sonnenbaden ist eher wieder ungesund. Man sagt, dass die Hälfte der Zeit, die nötig wäre, um einen Sonnenbrand auszulösen, die sinnvollste Sonnendosis bedeutet, auch sie dauert mit zunehmender Bräunung länger.

Es gibt noch eine neue These zum Melanom, das seit 70 Jahren in allen Industriegesellschaften kontinuierlich ansteigt: Seit dieser Zeit verbringen Menschen immer mehr Zeit in Innenräumen, mit zunehmend großen Fenstern. Diese lassen das krebsfördernde UVA-Licht zum Großteil eindringen, während sie das krebsschützende UVB-Licht aussperren.

Was ist von Solarien zu halten?

Grundsätzlich gilt, dass sich die Strahlenwirkung moderner „künstlicher Sonnen" nicht wesentlich von der natürlichen Sonneneinstrahlung unterscheidet. Es ist ein Mix aus UVA und UVB, wobei der UVB-Anteil (der die Vitamin-D-Bildung ankurbelt) zwischen 0,7 und 2,5 Prozent liegt.

Seit kurzem gibt es eine EU-Verordnung, nach der die Bestrahlungsstärke neu produzierter Geräte nicht über derjenigen der Mittagssonne am Äquator liegen darf - rund 0,3 Watt pro Quadratmeter.

Es gibt inzwischen genügend kontrollierte Studien, die eindeutig eine Vitamin-D-Bildung durch Solarien belegen. In unseren Breiten könnte das bei regelmäßiger Benutzung die Vitamin-D-Versorgung im Winterhalbjahr sichern. Auch hier ist eine Rötung zu vermeiden.

Bei der Wahl des Sonnenstudios sollte man auf das Gütesiegel des Bundesamtes für Strahlenschutz oder auf das Qualitätssiegel „Geprüftes Sonnenstudio" der Initiative Geprüftes Sonnenstudio achten.

Auch die Medizin setzt künstliche UV-Bestrahlung für therapeutische Zweck Vitamin D als Nahrungsergänzungsmittel

Aus den Ausführungen des Buches von Nicolai Worm geht zweifelsfrei hervor, dass unsere Vitamin-D-Versorgung im Argen liegt, insbesondere im Winterhalbjahr. Aus den verschiedenen

Dosis-Findungsstudien wissen wir, wie viel Vitamin D zugeführt werden muss, um einen guten Status zu erlangen. Mangelsituationen sollten dabei möglichst schnell behoben werden.

Wenn wir beispielsweise einen niedrigen Blutwert von 10 ng/ml zugrunde legen und einen Wert von 40 ng/ml anstreben, müssen wir ein paar Monate lang täglich 3000 I.E. einnehmen. Um einen Wert von 50 ng/ml zu erreichen, müssten es täglich 4000 I.E. sein. Nähern sich die Werte dem optimalen Bereich, verringert der Organismus die Ausnutzung der angebotenen Vitamine, um nicht in den toxischen Bereich zu kommen.

Der Forscher Holick berechnete, dass die erwachsene amerikanische Bevölkerung durchschnittlich 3000 I.E. Vitamin D aufnehmen müsste, um ihren 25 D-Spiegel auf über 35 ng/ml anzuheben. Bei Kanadiern mittleren Alters hat eine sechsmonatige Zufuhr von täglich 4000 I.E. einen 25 D-Spiegel von 44 ng/ml erzielt. Kommentar von Worm: „Außer einer besseren Laune fand man keinerlei Nebenwirkungen." Er führt aus: „Man kann also davon ausgehen, dass die Dosierungen um 4000 I.E. immer noch relativ niedrig liegen, auch wenn sie zwanzigfach höher sind als der gegenwärtig angegebene „Bedarf". Zum Vergleich noch mal der Hinweis: Ein kurzes Sonnenbad erzeugt wesentlich mehr Vitamin D als 4000 I.E., 10 bis 20 Minuten in der Mittagssonne bei möglichst großflächig unbedeckter Haut liefern dem Körper im Optimalfall 20 000 I.E. Daher gilt selbst die dauerhafte Einnahme von 10 000 I.E. pro Tag noch als unbedenklich."

Unterschätzter Schutzschild

Bislang galt Vitamin D vor allem als Knochenstärker. Studien zeigen jetzt, dass der Stoff viel mehr Potenzial hat – als mächtiger Schutzschild gegen Krebs, Diabetes und Herzinfarkt.

Eine Reihe von Studien zur Wirksamkeit von Vitamin D sorgt derzeit für Aufsehen in der medizinischen Fachwelt: Ein Mangel des Stoffs kann offenbar bislang ungeahnte Konsequenzen haben. Er zerrüttet die Gesundheit womöglich ebenso stark wie Übergewicht, Rauchen und Bewegungsmangel.

Fast eine Wundermedizin

Umgekehrt beugt die ausreichende Versorgung mit Vitamin D offenbar zahlreichen Krankheiten vor. Den Studien zufolge scheint das Vitamin fast wie eine Wunderpille zu wirken. Es schützt vor

Herzinfarkt und den verschiedensten Krebsarten, beugt Diabetes vor, verhindert Multiple Sklerose und wirkt sich positiv auf die Psyche aus. Die Bedeutung des Stoffs für gesunde Muskeln und Knochen ist schon länger bekannt.

Vitamin-D-Mangel erhöht das Sterberisiko

In einer der bislang größten Studien, die in den *Archives of Internal Medicine* veröffentlicht wurde, wiesen Mediziner der Johns-Hopkins-Universität in Baltimore (Maryland) nach, dass Menschen mit Vitamin-D-Mangel deutlich öfter an Herzinfarkt sterben. "Das Todesrisiko war um 26 Prozent erhöht", erläutert Erin Michos. Die Ärztin leitete die Studie, für die 13 000 anfänglich gesunde Personen zwölf Jahre lang beobachtet wurden.

„Ein heißes Thema"

"Vitamin D ist derzeit ein heißes Thema", berichtet auch Harald Dobnig von der Universität Graz. Auf der Tagung der amerikanischen "Gesellschaft für Endokrinologie" Mitte Juni in San Francisco habe es beim Symposium zu Vitamin D in einer riesigen Halle "standing room only" gegeben. Eine Studie, die Dobnig auf der Tagung vorstellte, trug mit zur Aufregung bei. In einer Untersuchung mit mehr als 3000 Personen aus dem Raum Ludwigshafen hatte der Arzt nachgewiesen, dass Probanden mit niedrigerem Vitamin-D-Spiegel deutlich öfter an Herzinfarkt, Krebs und Schlaganfall starben.

Erhöhtes Brustkrebsrisiko

Einen Zusammenhang zwischen Krebs und Vitamin D wiesen kanadische Forscher bei Frauen mit Brustkrebs kürzlich nach. Patientinnen mit niedrigem Vitamin-D-Spiegel erlagen der Tumorkrankheit deutlich häufiger. "Erstmals konnten wir den positiven Einfluss von Vitamin D auf den Verlauf eines bereits bestehenden Krebsleidens belegen", erläutert Studienleiterin Pamela Goodwin. Ärzte der Harvard-Universität meldeten zudem, dass Personen mit ausreichend Vitamin D im Blut seltener an Darmkrebs erkranken und im Krankheitsfall eine wesentlich bessere Prognose haben.

Gesundheitsquelle Sonnenlicht

Anders als Vitamine, die ausschließlich mit der Nahrung aufgenommen werden, stellt der Körper Vitamin D mit Hilfe der Sonne selbst her. Die Einwirkung von UV-Licht auf die Haut löst die entscheidenden biochemischen Mechanismen aus. Ohne die Wirkung der Sonne kommt es zu Vitamin-D-Mangel, denn die Ernährung deckt lediglich etwa zehn bis 20 Prozent des Bedarfs.

Schwächender Lichtmangel

Die heilende Kraft der Sonne erforschen die Ärzte bereits seit Jahrzehnten. Unklar war jedoch, welche Rolle Vitamin D in diesem Zusammenhang spielt. So fanden Forscher in einer Vielzahl von

Studien, dass das Aufkommen der verschiedensten Krankheiten von den geografischen Breitengraden abhängt. "Menschen, die in höheren Breiten leben, leiden häufiger am Lymphom sowie an Darm-, Bauchspeicheldrüsen-, Prostata-, Eierstock- und Brustkrebs", erklärt Michael Holick von der Boston University.

Nord-Süd-Gefälle der Krankheiten

Auch für Diabetes, Morbus Crohn sowie einige psychische Leiden bestehe ein Gefälle zwischen Norden und Süden. Kinder im sonnenarmen Norwegen beispielsweise erkranken 400-mal häufiger an Diabetes-1 als Gleichaltrige im äquatornahen Venezuela.

Michael Holick ist überzeugt, dass die von der Sonne abhängige Vitamin-D-Versorgung für die geografischen Unterschiede verantwortlich ist. Die Empfehlung des provokanten Mediziners, die Menschen sollten vermehrt die Sonne genießen, wurde jedoch scharf von Hautärzten kritisiert.

Verständlicherweise, denn UV-Strahlung fördert nicht nur die Vitamin-D-Synthese, sondern löst auch bösartigen Hautkrebs aus. Auch den neuesten Rat des Wissenschaftlers, jeder Mensch solle Vitaminpillen schlucken, halten die meisten Ärzte für verfrüht.

Pillen nur für Risikofälle

"Die Beweislage reicht noch lange nicht aus, um die breite Bevölkerung auf Medikamente zu setzen", wendet etwa Johannes Pfeilschifter vom Alfried-Krupp-Klinikum in Essen ein. Viele der Studien, die eine Verbindung zwischen Sonneneinstrahlung und Erkrankungen zeigen, wiesen erhebliche Mängel auf, meint der Endokrinologe. Der Mediziner empfiehlt die Einnahme von Vitamin-D-Supplementen nur für Menschen, die kaum oder gar nicht in die Sonne kommen, oder für Ältere zur Vorbeugung von Osteoporose.

Prüfstand Placebo-Test

Ob das Sonnenvitamin tatsächlich so wirksam vor Krankheiten schützt, wie die jüngsten Berichte nahelegen, soll nun in so genannten Interventionsstudien geklärt werden. Dies sind Untersuchungen, in denen manche Probanden Vitamin-D-Gaben bekommen, während Vergleichspersonen mit einem Placebo behandelt werden.

Interventionsstudien mit Tieren haben bereits vielversprechende Ergebnisse geliefert. Forscher der Universität Michigan beispielsweise behandelten gentechnisch veränderte Ratten, die anfällig für Herzinfarkt sind, mit einer aktiven Form von Vitamin D. Vergleichstiere erhielten Zuckerpillen. "Tiere auf Vitamin D entwickelten keines der Symptome, die normalerweise zum Infarkt führen", erläutert der Pharmakologe Robert Simpson. Der Stoff wirke wie ein "Beruhigungsmittel fürs Herz". Sowohl die krankhafte

Vergrößerung des Herzmuskels wie seine Überstimulierung blieben aus.

Wirksamkeitstest bei Diabetes

Eine erste Interventionsstudie mit Menschen läuft derzeit an der Universität München. Anette Ziegler ermittelt, ob Vitamin D den Verlauf von Diabetes positiv beeinflusst. Die Ärztin rekrutierte 80 Personen im Alter zwischen 18 und 39 Jahren, die kurz zuvor die Diagnose Typ-1--Diabetes bekommen hatten.

"Diabetes vom Typ 1 ist eine Autoimmunkrankheit", erklärt die Wissenschaftlerin. „Wir wissen, dass Vitamin D eine starke immunologische Wirkung hat." Die Hälfte ihrer Probanden erhält Vitamin D, die andere ein Placebo. Ihre Ergebnisse wird sie Ende dieses Jahres bekannt geben.

Vitamin-D-Spiegel im Visier

Erin Michos von der Johns-Hopkins-Universität empfiehlt gesundheitsbewussten Personen mittlerweile, ihren Vitamin-D-Spiegel genauso gewissenhaft zu beobachten wie ihren Blutdruck oder ihre Blutfettwerte. Wer selten oder gar nicht in die Sonne komme, könne vom regelmäßigen Vitamin-D-Check nur profitieren. Auch Sportmuffel seien von dem Mangel bedroht, denn der Vitaminspiegel schwankt mit der körperlichen Aktivität.

Vitamin-D-Gehalt von Lebensmitteln

Fetter Seefisch ist der beste Lieferant für Vitamin D. Doch der Stoff steckt auch in Pilzen und Milchprodukten. Der tägliche Bedarf an Vitamin D beträgt zwei bis zehn µg.

Hering 26,0 µg/100g; Lachs 16,3 µg/100g; Sardinen 10,3 µg/100g; Steinpilze (Vit. D2) 3,1 µg/100g; Schmelzkäse 3,1 µg/100g; Champignons (Vit. D2) 1,9 µg/100g; Gouda 1,3 µg/100g; Butter 1,2 µg/100g;

Brüssel kontra Naturheilmittel

Europäisches Parlament will Naturheilmittel und alternative Behandlungen verbieten und das Wissen über Naturheilmittel verhindern!

Im August 2013 erfahre ich über eine direkte Quelle aus Brüssel, dass die EU-Kommission ein Verbot von Naturheilmitteln plant und sogar Informationen über die Gesundheit fördernde Wirkung alternativer Heilmittel verhindern will.

Hildegard von Bingen, Sebastian Kneipp, Paracelsus und das Wissen vieler weiterer Koryphäen, deren einzigartige Erkenntnisse durch modernste Studien wieder und wieder bestätigt wurde - bald alles verboten?

Das europäische Parlament und der Ministerrat der europäischen Union sind dabei, eine katastrophale Entscheidung in Kraft zu setzen, die direkt die Interessen der Verbraucher betrifft. Das Kernstück dieser Verordnung fußt auf einer Liste, die den Verkauf von Nahrungsergänzungsmitteln nahezu unmöglich macht.

Das wird im Wesentlichen nur den Profiten einiger großer Pharma- und Agrarkonzernen dienen. Durch die unermüdliche Lobbyarbeit mächtiger Interessengruppen wird chemische und operative Medizin zum „Credo". Die Möglichkeit, sich durch natürliche Therapien von Krankheiten zu befreien, wird zunehmend eingeschränkt. Sogar das Wissen hierüber und teils Jahrhunderte alte Erkenntnisse werden in Abrede gestellt.

Nach dieser Verordnung darf nur die EFSA (Europäische Behörde für Lebensmittelsicherheit) entscheiden, welche Informationen wir künftig zur Wirkung von Naturheilmitteln noch erhalten. Das ist ein weiterer Schritt, alle alternativen Naturheilmittel und Behandlungen für den „gesundheitsbewussten Verbraucher" verschwinden zu lassen.

Im Grunde verbietet diese Todesliste 90% aller Informationen über die gesundheitsbezogenen Angaben von Inhaltsstoffe und Wirkweisen in Nahrungsergänzungsmitteln, die die EFSA als Lebensmittel betrachtet.

Von 4.637 Fällen, die eine Anfrage auf Genehmigung eingereicht haben, hat die EFSA bisher nur 222 zugelassen. Das finde ich wirklich sehr bedenklich! Von den drei möglichen Genehmigungsverfahren hat die Verwaltung nur eine einzige angewendet: die Restriktivste.

Ich bin gegen ein Europa, in dem die demokratische Debatte ausgeschlossen wird, das unsere Grundrechte mit Füssen tritt, besonders unser Recht auf Information und unser Recht, uns alternativ zu behandeln.

Es ist Aufgabe der Abgeordneten des Europaparlaments, die direkt von den Bürgern der Mitgliedsstaaten gewählt wurden, darüber zu wachen, dass die Bürokraten der europäischen Behörden weder der körperlichen noch physischen Gesundheit der Verbraucher Schaden zufügen.

Aber von diesem Ideal haben wir uns mit Einsetzung der nicht gewählten EU-Kommissionäre längst verabschiedet. Die wiederum werden von der Pharma-Kartell-Lobby bestens gepflegt und so brauchen wir uns nicht zu wundern, dass zugunsten der Profitgier der Pharmakonzerne unsere Gesundheit nicht nur auf der Strecke bleibt, sondern ganz gezielt angegriffen wird.

Vitamin-D-Mangel in pandemischen Zeiten – was vermieden hätte werden können

Offener Brief als Antwort auf Impfempfehlung des Gesundheitsministers Lauterbach von
PD. Dr. med. Michael Nehls, vom 2. November 2022

Obwohl auch Daten aus Deutschland zeigen, dass seit Beginn der Impfkampagne einerseits Übersterblichkeit vorliegt und andererseits die durchschnittliche Lebenserwartung sinkt, empfiehlt der zuständige Minister Lauterbach weiterhin die Impfung. Dabei kümmert ihn auch nicht, dass die Daten deutscher Krankenkassen zeigen, dass Ärzte erhebliche Mehraufwände verrechnen, um Impfschäden zu behandeln. TKP Gastautor PD Dr. med. Michael Nehls antwortet nun in einem ausführlichen Offenen Brief auf das Schreiben des Gesundheitsministers.

An Gesundheitsminister Prof. Dr. Karl Lauterbach

Antwort auf Ihre persönliche Impfempfehlung vom 14. Oktober 2022 mit Hinweis auf die bisher ungenutzte Möglichkeit einer kausalen Prävention von Corona Infektionswellen und schweren #Covid 19 Verläufen

Offener Brief, nachrichtlich (per Post und oder per E-Mail) an ...

- Präsidium des Deutschen Bundestags, Platz der Republik 1, 11011 Berlin

- Deutscher Ethikrat, Geschäftsstelle, Jägerstraße 22 und 23, 10117 Berlin

- Pressestelle der Landesärztekammer, Herbert-Lewin-Platz 1, 10623 Berlin

Guten Tag Herr Prof. Lauterbach,

ich antworte Ihnen hiermit in einem offenen Brief auf Ihr Schreiben vom 14. Oktober 2022, das Sie mir über meine Krankenkasse zukommen ließen. Mit diesem Schreiben legen Sie mir nahe, mich gegen Corona impfen zu lassen, und argumentieren damit, dass dies »eines der wirkungsvollsten Mittel gegen das SARS COV 2 Virus« sei. Dem muss ich widersprechen, gerade weil es auch mir ein besonderes Anliegen ist, dass wir alle gut durch den Herbst und Winter kommen.

Kurz zu mir selbst: Ich bin promovierter #Mediziner und Privatdozent in Molekulargenetik mit Schwerpunkt Immunologie. Meine Habilitationsarbeit wurde vom renommierten US amerikanischen Fachverband für Immunologie als »Säule der immunologischen Forschung« geehrt, weshalb ich es mir zutraue, zum Thema Corona beziehungsweise Covid 19, was letztendlich eine immunologische Erkrankung ist, mir selbst eine wissenschaftlich fundierte Meinung zu bilden. Zudem war ich drei Jahre leitender Genomforscher einer US-amerikanischen Firma und 8 Jahre Forschungsleiter und Vorstandsvorsitzender eines Münchner Biotechnologie-Unternehmens, weshalb ich leider auch recht gut einschätzen kann, wie die pharmazeutische Industrie das

Gesundheitssystem zu ihren Gunsten formt, ebenso wie die politische Gesetzgebung und die öffentliche Meinung.

Um sich eine eigene fundierte Meinung bilden zu können, ist es daher nötig, sich die Zeit zu nehmen, um sich mit der Faktenlage auseinanderzusetzen. Zu dieser liefere ich Ihnen hiermit meine Expertise, und zwar sozusagen frei Haus. Das Einzige, was dies kosten wird, ist die Zeit sie zu lesen. Doch allein schon aufgrund Ihres Amtes sollte es Ihnen diese kleine Investition zum Wohle der Gesundheit der deutschen Bevölkerung wert sein. Es geht schließlich darum, aus Fehlern der Vergangenheit zu lernen, anstatt sie zu wiederholen, und so unzählige wie völlig unnötige weitere Leidensopfer und Todesopfer zu vermeiden. Schließlich ist es Ihr politischer Auftrag, die deutsche Bevölkerung zu schützen beziehungsweise sie vor Schaden zu bewahren, was nur bedeuten kann, die tatsächliche Ursache von Erkrankungen zu eliminieren. Das ist im Fall von SARS COV 2 leider nicht geschehen, im Gegenteil. Dabei wäre die in diesem Brief beleuchtete kausale Lösung von Anfang an eine gesunde und völlig gefahrlose Option gewesen, und zudem auch eine extrem kostengünstige: Doch war vielleicht ein Grund dafür, dass sie ignoriert wurde. Damit gehen die bisherigen, aber auch alle zukünftigen Opfer schwerer Infektionsverläufe auf das Konto einer Politik, die nur eine völlig unzulängliche pharmazeutische Lösung für ein letztendlich teils kulturelles Problem propagiert und mit Steuergeldern finanziert.

1.) Der offensichtlichste Hinweis auf die primäre Ursache pandemischer Atemwegsinfekte, vor der Sie selbst unaufhörlich warnen, ist ihr saisonales Auftreten. Diese Saisonalität wurde schon im Jahr 1981 vom englischen Epidemiologen Robert Edgar Hope Simpson in seinem Artikel Die Rolle der Jahreszeit in der Epidemiologie der Influenza mit dem Sonnenstand in Verbindung gebracht, wobei zu jener Zeit jedoch noch unklar blieb, wie dieser das Infektionsgeschehen beeinflusst. Doch im Dezember 2006 stellte unter Führung der renommierten Harvard Universität ein US-amerikanisches Team in Bezug auf Hope-Simpsons Vorarbeit fest, dass »die epidemische Ausbreitung und die schweren Verläufe bei viralen Atemwegsinfektionen ihre Ursache in einem saisonalen Vitamin D Mangel haben« [2]. Schließlich konnte schon im Jahr 2010 gezeigt werden, dass eine ausreichende Vitamin D Versorgung entscheidend dafür ist, dass unser an sich extrem anpassungsfähiges Immunsystem eine effiziente Immunantwort gegen Viren entwickeln kann. (III)

Aufgrund dieser Erkenntnisse sollten die saisonalen Atemwegsinfektionen, um die Kausalität offensichtlich zu machen, nicht mehr als Erkältungs-, sondern wegen des mangelnden Sonnenlichts beziehungsweise der daraus resultierenden mangelhaften Vitamin D Synthese als Erdunkelungskrankheiten bezeichnet werden. Die Erdunkelung kann natürlich auch rein kulturell bedingt sein, wenn Menschen sich ständig vollständig durch Kleidung schützen, nur mit Sonnencreme ins Freie gehen, die Sonne komplett meiden oder sich fast nur noch in Gebäuden aufhalten, weshalb man sie auch als »intramurale« Krankheit bezeichnen könnte. Dies erklärt, wie schon im Jahr 2011 festgestellt wurde, dass »die Prävalenz_[Anteil der Personen mit Vitamin D Mangel] an der Gesamtpopulation in Israel ähnlich hoch ist wie in weniger sonnigen Regionen«. iv

Oder, wie eine Studie aus dem Jahr 2014 herausfand, dass »auf dem gesamten indischen Subkontinent der Vitamin D Mangel epidemische Ausmaße angenommen hat, mit einer Prävalenz von 70 bis 100 Prozent in der Allgemeinbevölkerung«. v

Für Ecuador, also für ein Land direkt am Äquator, war im Jahr 2015 »bei [...] einem Durchschnittsalter von 71,0 Jahren bei 67,8

Prozent eine Vitamin D Insuffizienz und bei 21,6 Prozent ein Vitamin D Mangel [...] zu beobachten«.vi Dasselbe gilt letztendlich auch für Brasilien, wie 2021 [7] publiziert wurde, was den globalen Vitamin D Mangel im wahrsten Sinne des Wortes zu einem »hausgemachten« Problem macht.

Dies gilt auch für Deutschland und insbesondere für die sogenannten vulnerablen Gruppen, deren Vitamin D Spiegel meist deutlich unter dem schon viel zu niedrigen durchschnittlichen Vitamin D Spiegel der deutschen Gesamtbevölkerung liegt. Dieser Mangel ist der gemeinsame Nenner, aufgrund dessen sie besonders gefährdet sind, und zwar unabhängig vom Lebensalter oder von bestehenden Vorerkrankungen. Beginnend im Herbst sinkt der schon im Sommer für ein gesundes Immunsystem meist nicht ausreichende Vitamin D Spiegel und erreicht ein absolutes Minimum in den Monaten Januar und Februar [8]. Die Folge ist genau das, wovor Sie warnen: Die herbst-winterliche Infektionswelle. Sobald durch den im Frühjahr ansteigenden UV B Anteil im Sonnenlicht beziehungsweise eine erhöhte UV B bedingte Synthese in der Haut die Vitamin D Spiegel in der breiten Bevölkerung steigen, sinkt die Infektiosität und die Winterwelle ebbt auf rätselhafte Weise wieder ab. Doch der Zusammenhang ist offensichtlich: Personen, die auch im Winter über einen »sommerlichen« Vitamin D Spiegel verfügen, sind, weil sie das Virus schneller eliminieren können, bis zu dreimal weniger wahrscheinlich mit Corona infiziert als Personen mit Vitamin D Blutwerten, wie sie leider in den Wintermonaten typisch sind. ix

Diese Beobachtung aus dem Jahr 2020 wurde auch in einer Interventionsstudie bestätigt und damit Kausalität bewiesen: Eine ausreichende Vitamin D Supplementierung mit einem Vitamin D Spiegel von 125 Nanomol pro Liter (50 Nanogramm pro Milliliter) führt zu einer etwa dreimal schnelleren Eliminierung des Corona

Virus und würde die winterliche Virus Verbreitung optimal hemmen [10].

Dieser Wert liegt wohl auch nicht ganz zufällig nahe an unserem evolutionsbiologischen Optimum und ist etwa um Faktor 2,5 höher, als man ihn für gesunde Knochen (50 Nanomol pro Liter) benötigt [11]. Der schon zuvor angesprochene mittlere Vitamin D Spiegel der deutschen Bevölkerung liegt in den Wintermonaten jedoch nur bei etwa 30 Nanomol pro Liter, also um mehr als Faktor 4 (!) unter dem Wert eines optimal arbeitenden Immunsystems. xii Insbesondere ältere Menschen und Menschen mit Vorerkrankungen weisen oft ein noch weitaus größeres Defizit auf. »Vitamin D Mangel ist der häufigste Nährstoffmangel und wahrscheinlich die häufigste Krankheitsursache der Welt«, schrieb schon im Jahr 2012 Vitamin D Experte Michael F. Holick von der US-amerikanischen Boston University School of Medicine. xiii

Laut Holick ist »die Hauptursache die mangelnde Erkenntnis, dass der Körper eine 5 bis 10 mal höhere Zufuhr benötigt, als von Gesundheitsbehörden empfohlen wird«. Das Problem ist also altbekannt und dennoch blieb es ungelöst und damit einer der größten Fehler unserer Gesundheitspolitik, den Corona nun offenlegt. Fehler werden oft ungern zugegeben und vielleicht will es deshalb niemand, der Verantwortung trägt, wahrhaben, abgesehen davon, dass an den Corona Maßnahmen viel Geld verdient wird, was mit einer Vitamin D Supplementierung nicht möglich ist.

Ein gesunder Vitamin D Spiegel bietet, wie Sie nun gesehen haben, den besten Fremdschutz, weil ein gut funktionierendes Immunsystem Infektionsketten effizient durchbrechen kann. Um diesen zu erreichen, ist beim Erwachsenen im Mittel eine Zufuhr von etwa 4.000 I. E. Vitamin D 3 nötig, im Einzelfall möglicherweise auch etwas mehr. Die Menge von 4.000 I. E. ist für einen Erwachsenen, und dazu zählen laut einer Beurteilung der Europäischen Behörde für Lebensmittelsicherheit (EFSA) von 2012 auch schon Jugendliche ab 11 Jahren, völlig ungefährlich. xiv

Wird diese Menge täglich langfristig aufgenommen, besteht laut EFSA noch kein Risiko für die Gesundheit. Kinder von 1 bis 10 Jahren können immerhin noch 2.000 I. E. täglich gefahrlos einnehmen, um besten Schutz aufzubauen [15]. Die Angstszenarien vor einer Überdosierung, die auch Teil des medizinischen Lehrplans sind, sind somit ohne wissenschaftliche Basis, haben aber dennoch aufgrund der Förderung eines Vitamin D Hormon Mangels in der Gesellschaft eine erhebliche gesundheitliche Auswirkung.

Eine völlig gefahrlose Behebung des winterlichen Vitamin D Mangels würde einen wesentlich besseren Fremdschutz erzielen als das von Ihnen propagierte mRNA Injektions-Programm, das so gut wie keinen Fremdschutz bietet. Dies stellte sogar die Ständige Impfkommission (STIKO) kürzlich fest, wie zum Beispiel die Ärztezeitung am 15. August 2022 berichtete unter dem Titel STIKO geht es nicht um Vermeidung von Infektionen [16]. Danach soll die #Booster Dosis (Comirnaty oder Spikevax) im »Regelabstand von 6 Monaten« verabreicht werden. Als Impfziel betont die STIKO erneut, dass es »nicht um die Vermeidung von Infektionen mit SARS COV 2 geht, sondern dass dadurch das Risiko schwerer Verläufe oder Tod reduziert werden soll«.

Was diese Aussage der STIKO betrifft beziehungsweise die Frage, ob ein durch #mRNA #Injektion »gespiktes« Immunsystem, das weiterhin einen extremen Vitamin D Mangel aufweist, so gut das Risiko schwerer Verläufe oder sogar das Todesrisiko reduzieren kann wie ein nicht »gespiktes« Immunsystem, das ausreichend mit Vitamin D versorgt ist, wird uns gleich beschäftigen. So viel schon vorweg: Die Antwort wird Ihnen nicht gefallen, wenn Sie so weitermachen wollen wie bisher. Sie könnten sich hingegen darüber freuen, wie leicht es sein kann, den Menschen die Angst vor Corona zu nehmen. Und damit kommen wir vom mangelhaften Fremdschutz und der Ursache für die winterlichen Infektionswellen aufgrund des gesundheitspolitisch sträflich missachteten Vitamin D Mangels in der Bevölkerung zum zweiten Punkt: dem ebenso mangelhaften Eigenschutz.

2.) Auch die Ursache für die schweren bis tödlichen Covid 19 Verläufe, des sogenannten Zytokinsturms, liegt in einem teils gravierenden Vitamin D Mangel [17]. Den Zytokinsturm kennt man schon von den schweren und teils tödlichen Infektionsverläufen der saisonalen Grippe (infolge eines Vitamin D Mangels, siehe oben). Er ist gekennzeichnet durch eine überschießende Freisetzung von proentzündlichen Botenstoffen (Zytokinen), die unter anderem die Zerstörung der Lunge zur Folge haben kann: »Komplikationen oder gar der Tod infolge dieser Infektionen«, schrieben chinesische Wissenschaftler schon im Jahr 2016, also schon über drei Jahre vor Corona, »sind häufig mit einer Überproduktion proentzündlicher Zytokine verbunden, was man als Zytokinsturm bezeichnet« [28]. Auch bei den ersten Covid 19 Fällen in Wuhan, über die man im Lancet schon im Februar 2020 berichtete, erkannte man diese für respiratorische Erkrankungen typische Beziehung zwischen der Menge an im Blut zirkulierenden proentzündlichen Zytokinen infolge der Infektion auf der einen und einem fehlregulierten Immunsystem und der Schwere der Krankheit auf der anderen Seite [19]. Man wusste also von Anfang an, mit welcher immunologischen Problematik man es zu tun hatte. In einem im August 2020 publizierten Artikel mit dem Titel Den Zytokinsturm bei Covid 19 verstehen: Beitrag bereits bestehender chronischer Entzündung wurde darauf hingewiesen, dass »der Zytokinsturm bei schweren Covid 19 Verläufen eher aus der

Entzündung resultiert als aus dem Virus selbst« [20]. In anderen Worten: Nicht das Virus tötet, sondern das eigene, überreagierende Immunsystem.

Der Zytokinsturm beziehungsweise die lebensgefährliche Überreaktion des Immunsystems auf für die meisten Menschen völlig harmlose Viren wurde schon im Jahr 2005 auf einen gravierenden Mangel an Vitamin D beziehungsweise auf den daraus resultierenden Mangel an aktivem Vitamin D Hormon zurückgeführt [21]. Dieser kausale Zusammenhang gilt auch für Infektionen mit dem Corona Virus. Fällt der Vitamin D Spiegel unter 50 Nanomol pro Liter, erhöht sich das Risiko, an Covid 19 zu sterben, um etwa das Vierfache, wie belgische Wissenschaftler schon im November 2020 publizierten [22]. Diese Risikoerhöhung war unabhängig vom Alter der Patienten oder ihren Vorerkrankungen, und damit mit hoher Wahrscheinlichkeit kausal durch den Vitamin D Mangel bedingt. Bei Werten unter 50 Nanomol pro Liter gegenüber Werten über 100 Nanomol pro Liter ist das Risiko eines schweren Verlaufs um das Vierzehnfache erhöht, wie eine israelische Studie bei den ersten beiden Infektionswellen herausfand [23]. Dieses Ergebnis zeigt, dass Vitamin D Spiegel über 100 Nanomol pro Liter schützen. Bei Werten unter 30 Nanomol pro Liter (gegenüber Werten darüber), so das Ergebnis einer schon im September 2020 veröffentlichten Studie des Universitätsklinikums Heidelberg, erhöhte sich das Risiko eines tödlichen Krankheitsverlaufs sogar um das etwa Achtzehnfache [24]. Kurz darauf publizierten Wissenschaftler des Deutschen Krebsforschungszentrums (DKFZ) eine tiefergehende Analyse dieser Daten mit dem Titel: »Vitamin D Insuffizienz kann für fast neun von zehn Covid 19 Todesfällen verantwortlich sein: Zeit zum Handeln.« xxv

Doch gehandelt wurde nicht, im Gegenteil, es fand und findet immer noch eine Kampagne statt, die dafür sorgt, dass Menschen nicht ausreichend mit Vitamin D versorgt werden, was ich in auf #Youtube hochgeladenen Gesprächen mit den Vitamin D Experten Dr. med. Volker Schmiedel oder Prof. Dr. med. Jörg Spitz erörterte [26]. Die aktive Aufforderung zur Unterlassung einer ausreichenden Vitamin D Supplementierung ist meines Erachtens noch gravierender als der Tatbestand der unterlassenen Hilfeleistung, da hier auch aktiv die mögliche Selbsthilfe der Bevölkerung untergraben wird.

Der eindeutige Aufruf des DKFZ, endlich zu handeln, hätte unzählige Menschenleben retten können, wäre er umgesetzt worden, zumal der Aufruf nicht überraschend kam: Schon im August 2020 war der kausale Zusammenhang zwischen einem Vitamin D Mangel beziehungsweise einem mangelhaften Vitamin D Prohormon-Spiegel und dem Risiko, an Covid 19 zu sterben, war schon wenige Monate zuvor in einer Interventionsstudie aus dem spanischen Cordoba kausal (!) belegt worden [27]. Bei Corona positiven Patienten, die wegen einer Lungensymptomatik stationär aufgenommen werden mussten, reduzierte die rechtzeitige Gabe von Vitamin D Prohormon (das war die kausale Intervention) das Risiko eines schweren Verlaufs um Faktor 25. Alle Covid 19 Patienten der Interventionsgruppe überlebten. In der Kontrollgruppe, die kein Vitamin D Prohormon erhielt, starben hingegen 8 Prozent der Patienten an Covid 19 beziehungsweise an einem mangelhaften Vitamin D Spiegel, der eigentlich leicht zu beheben gewesen wäre. Wie Sie sicher wissen, wird Vitamin D Prohormon in einem mehrere Tage dauernden Prozess in der Leber aus Vitamin D gebildet und dann als der eigentliche Vitamin D Spiegel gemessen. Beim Vitamin D Spiegel handelt es deshalb korrekterweise stets um den Vitamin D Prohormon-Spiegel. Hätte man nur einmalig Vitamin D und eben nicht das in dieser fortgeschrittenen Situation entscheidende Prohormon verabreicht, wäre der lebensrettende Erfolg sehr wahrscheinlich ausgeblieben.

Dies zeigte eine brasilianische Studie, ebenso wie einige weitere solcher Studien, die vielen Menschen völlig unnötig das Leben kosteten, weil man die Ergebnisse aus Cordoba ignorierte und den wegen Covid 19 hospitalisierten Patienten nicht mehrfach das Vitamin D Prohormon verabreichte, sondern nur einmalig Vitamin D [28]. Dieses Vorgehen war und ist in dieser kritischen Erkrankungsphase ein lebensgefährlicher Fehler, weil Vitamin D, wie zuvor erwähnt und in Fachkreisen hinlänglich bekannt, viel zu langsam in Vitamin D Prohormon umgewandelt und somit der Vitamin D (Prohormon-)Spiegel nicht schnell genug angehoben wird, um eine Wirkung zu erzielen [29].

So schrieb mir ein Arzt ziemlich genau zwei Jahre nach Veröffentlichung der lebensrettenden Ergebnisse der #Cordoba Studie …

Sehr geehrter Herr Kollege Nehls, mit Spannung verfolge ich Ihr Engagement bezüglich (unter anderem) Vitamin D. Ich bin Intensivmediziner und Notfallmediziner und über Sie auf dieses so sträflich vernachlässigte Thema gekommen, im Studium hatte ich allenfalls etwas zur Vitamin D #Toxizität gelernt beziehungsweise lernen müssen. Ich habe nun neulich meinen ersten Patienten mit respiratorischem Infekt mit Calcifediol [Vitamin D Prohormon] erfolgreich therapiert, analog zu den Ergebnissen von Castillo et Altera aus August 2020 [die oben zitierte »Cordoba #Studie«] – hier tun sich (zumindest für mich nun) vollkommen neue Möglichkeiten auf.

Die Cordoba-Studie wies somit schon vor mehr als zwei Jahren schlüssig darauf hin, dass ein mangelhafter Vitamin D

191

Prohormon #Spiegel beziehungsweise eine ungenügende Zufuhr an immunregulierendem Vitamin D Hormon die Ursache schwerer bis tödlicher Verläufe ist. Sie offenbarte damit die Unzulänglichkeit der zu jenem Zeitpunkt und letztendlich bis heute weltweit durchgeführten Pandemiemaßnahmen, die nur positive Tests und damit mögliche Infektionen feststellen, aber nicht darauf abzielen, Letztere über ein gut funktionierendes Immunsystem (Stichwort »Herdengesundheit«, siehe unten) einzudämmen oder die primäre Ursache potenziell schwerer Verläufe zu korrigieren. Stattdessen wurde das Risiko schwerer Infektionen billigend in Kauf genommen, indem man beispielsweise Menschen mit positivem Test ohne Überprüfung ihres Vitamin D (Prohormon)-Spiegels in Quarantäne schickte und ihrem Schicksal überlies. Und dies ist leider immer noch gängige Praxis.

Den Beweis der Cordoba Studie dafür, dass die Korrektur eines mangelhaften Vitamin D Prohormon Spiegels schwere und tödliche Verläufe verhindert, stellte das gesamte, kurz darauf weltweit gestartete mRNA Injektions-Programm in Frage. In Prinzip machten die Ergebnisse es völlig obsolet, weshalb wohl schon aus rein wirtschaftlichem Interesse gestellt wurde [30]. Aus diesem Grund untersuchten unabhängige Wissenschaftler des renommierten Massachusetts Institute of Technology (MIT) der Bostoner Harvard Universität die Cordoba-Datensätze. Doch ihre Überprüfung ließ keinen Zweifel daran, dass tatsächlich das therapeutische Eingreifen mit Vitamin D Prohormon das Leben der Patienten rettete [31]. In ihrer Mathematischen Analyse der Córdoba Calcifediol [Vitamin D Prohormon] Studie vom November 2020 bestätigten die MIT-Forscher, dass Vitamin D eine wichtige Rolle bei der Verringerung der Zahl der Krankenhauseinweisungen von Covid 19 Patienten auf der Intensivstation spielt«. Sie wiesen eindeutig nach, dass das positive Ergebnis – leichterer Krankheitsverlauf und das Überleben aller Teilnehmer der

192

Interventionsgruppe – tatsächlich auf die Vitamin D Prohormon Gabe zurückzuführen war. Dies mit einer Wahrscheinlichkeit (dem P Wert) von 0.00000077, die weit höher liegt als bei jeglichen bisherigen klinischen Studien zu den (vermeintlich) positiven Effekten des Covid 19 mRNA-Cocktails, der für das gesundheitsgefährdende Spike-Protein kodiert. In anderen Worten: Man müsste die klinische Studie von Cordoba über eine Million Mal wiederholen, um rein zufällig auf dasselbe gute Ergebnis zu kommen.

Deshalb lehnte ich in meinem Buch Herdengesundheit aus ethischen Gründen die Durchführung weiterer solcher Studien wegen des Tatbestands der unterlassenen Hilfeleistung ab. Schließlich müsste man zu deren Durchführung einem Teil der Patienten das lebensrettende Vitamin D Prohormon verweigern, nur um eine Kontrollgruppe zu bilden. Dennoch wurden weitere Studien mit ähnlichem Design durchgeführt und bestätigten den Erfolg der Cordoba-Studie und damit die Kausalität des Vitamin D Mangels für schwere und tödliche Verläufe. Dies waren eine große im Mai 2021 veröffentlichte südspanische Studie [32] und eine weitere große Studie aus Spanien [33], die im Juni 2021 erschien. Eine im September 2021 publizierte US-amerikanische Studie bewies zudem, dass auch verabreichtes Vitamin D Hormon das Leben von wegen Covid 19 hospitalisierten Patienten rettet: kein Patient aus der Interventionsgruppe starb, aber 12 Prozent der Patienten der Kontrollgruppe [34].

Herr Lauterbach, Sie sind Arzt und daher sind diese Sachverhalte für Sie leicht nachvollziehbar. Aber ich möchte, dass auch Laien diesen offenen Brief verstehen. Jeder weiß, dass eine Pflanze, der es an einem essenziellen Nährstoff mangelt, mit höherer Wahrscheinlichkeit von Schädlingen befallen wird und sie letztendlich deshalb eingeht als eine Pflanze, der es an nichts fehlt.

Da sie zudem aufgrund ihrer Infektion zu einer verstärkten Verbreitung der sich auf ihr vermehrenden Schädlinge beiträgt, ist sie damit auch eine Gefahr für andere Pflanzen in ihrem Umfeld. Was für Pflanzen gilt, gilt auch für Menschen. Was jeder Landwirt weiß, sollte dementsprechend auch jeder Arzt wissen, zumal führende Wissenschaftler, wie der Präsident der Europäischen Gesellschaft für Endokrinologie (Hormonlehre) Andrea Giustina und seine Kollegin Anna Maria Formenti schon am 20. März 2020, also kurz nachdem die Corona Pandemie hier in Europa erste Todesopfer forderte, auf die akute Lebensgefahr durch einen Vitamin D Mangel hinwiesen, indem sie die hohe Covid 19 Sterberate in Italien mit einer Vitamin D Defizienz in Verbindung brachten. xxxv

Sie warnten im British Medical Journal, dass Patienten primär aufgrund eines niedrigen »Vitamin D Spiegels ein hohes Risiko haben, schwer bis tödlich an Covid 19 zu erkranken. Dies wurde kurz darauf, im April 2020, von einem internationalen Forscherteam bestätigt. xxxvi

In ihrem wissenschaftlichen Artikel machten sie ausdrücklich darauf aufmerksam, dass »der Grad des Schutzes [vor schweren Covid 19 Verläufen] ansteigt, wenn der Vitamin D Spiegel ansteigt«, weil dies mit der besten Immunabwehr einhergehe. Sie schrieben weiter: »Personen mit einem Risiko für Influenza und pro oder Covid 19 [zumindest alle Testpositiven, um schwere Verläufe zu verhindern, besser jedoch die gesamte Bevölkerung, um Infektionsketten zu kürzen] wird die Einnahme von 10.000 I. E. pro Tag Vitamin D3 für einige Wochen empfohlen, um die Vitamin D (Prohormon-)Spiegel rasch zu erhöhen, gefolgt von 5.000 I. E. pro Tag. Ziel sollte es sein, die Vitamin D (Prohormon-)Spiegel auf 100 bis 150 Nanomol pro Liter zu erhöhen.« Zudem publizierte das Wissenschaftsjournal Frontiers in Public Health im September

2020, also direkt vor dem ersten vollen Corona Winter mit den Lockdowns, die bei ausreichender Vitamin D Supplementierung der Bevölkerung völlig unnötig gewesen wären [37]: »Tatsächlich stimmen die Risikogruppen für schwere Covid 19 Verläufe genau mit den Risikogruppen für Vitamin D Mangel überein, und es gibt eine biologische Plausibilität: [1.] Vitamin D verhindert eine Unterreaktion des Immunsystems, die das Auftreten von Infektionen der oberen Atemwege ermöglicht. [2.] Vitamin D verhindert eine Überreaktion des Immunsystems, die bei Covid 19 als »Zytokinsturm« bezeichnet wird.«

Dies alles blieb, wie schon zuvor mehrfach erwähnt, ohne jegliche gesundheitspolitische Konsequenzen, obwohl man mit entsprechenden Maßnahmen unzählige Menschenleben hätte retten können. Man könnte jetzt zu Ihrer Verteidigung und der Ihres Vorgängers Jens Spahn argumentieren, dass Ihnen beiden diese Informationen nicht geläufig waren. Doch schon am 17. Juni 2020 lag ein entsprechender Antrag mit dem Titel Schwere Verlaufsformen bei Infektion mit dem Coronavirus SARS COV 2 reduzieren – Vitamin D Mangel in der Bevölkerung beseitigen, Immunabwehr stärken dem Bundestag zur Abstimmung vor [38]. Darin wurde die Bundesregierung mit wissenschaftlich plausiblen Gründen aufgefordert …

1. Die Bevölkerung in Deutschland umfassend über die gesundheitlichen Folgen einer mangelhaften oder suboptimalen Vitamin D Versorgung in Bezug auf akute Atemwegserkrankungen und andere Erkrankungen zu informieren und dabei ebenfalls auf mögliche Dosierungsfehler hinzuweisen

2. Darauf hinzuwirken, dass zweimalige Messungen im Jahr zuzahlungsbefreite Kassenleistungen sein sollen

3. Maßnahmen zu ergreifen, die die Vitamin D Versorgung der Bevölkerung insgesamt verbessern, insbesondere die Anreicherung von Lebensmitteln mit Vitamin D auf dem deutschen Markt zu überprüfen

4. Die Ärzteschaft aufzufordern, Krankenhauspatienten mit schweren Infektionen der Atemwege sowie Geriatriepatienten und Palliativpatienten in stationären Pflegeeinrichtungen regelmäßig auf einen Vitamin D Mangel zu untersuchen und diesen zu behandeln

5. Die medizinische Forschung in Bezug auf Vitamin D Mangel und Krankheitsrisiken stärker zu fördern.

Die Umsetzung dieser Forderungen hätte nicht nur unzählige Menschen vor schweren bis tödlichen Covid 19 Infektionen retten können, was ja eigentlich die Aufgabe des Gesundheitsministeriums sein sollte, sondern auch sämtliche Maßnahmen, die enorme Kollateralschäden in der Bevölkerung verursachten, verhindert. Mich würde interessieren, ob die Ablehnung des Antrags auf Drucksache 19 pro 20118 mit den Stimmen der Fraktionen CDU pro CSU, SPD, FDP, »Die Linke« und Bündnis 90, Die »Grünen« gegen die Stimmen der Fraktion der »Blauen« nur aus parteipolitischen Gründen geschah oder ob es andere Gründe gab, weshalb man der deutschen Bevölkerung einen solchen massiven Schaden zugefügt hat und dies weiter tut. Es scheint fast so, als ob man die durch den Vitamin D Mangel ausgelöste Viruswelle beziehungsweise die damit ebenso verbundene, erhöhte Anzahl an Infektionen und schwerer Verläufe nutzte, um letztendlich ein kostspieliges und vor allem höchst risikoreiches experimentelles mRNA Injektion Programm an der Bevölkerung durchzuführen. Ich hoffe, dass ich hier mit dieser Vermutung falsch liege. Vielleicht werden unabhängige Gerichte, falls es diese noch gibt, in Zukunft aufarbeiten und die wahren Hintergründe dieser Politik herausfinden. Eine solche Ursachenforschung sollte uns auch helfen, die Spaltung der Gesellschaft aufzuarbeiten und zu heilen, denn schließlich wurde mit dem hinfälligen Argument des Selbstschutzes (siehe STIKO) »Impf«-Druck aufgebaut und jeder sozial geächtet, der kein Versuchskaninchen Ihrer politischen Agenda sein wollte.

Vor ziemlich genau einem Jahr publizierten drei deutsche Wissenschaftler die Ergebnisse einer #Meta Analyse, also einer Untersuchung mit der höchstmöglichen klinischen Relevanz, dass sich das Risiko, an Covid 19 zu sterben bei einem Vitamin D Spiegel von etwa 125 Nanomol pro Liter statistisch auf null reduziert, ein solcher Spiegel also höchsten Eigenschutz erzeugt [39]. Dieser Wert ist auch derselbe, der den besten Fremdschutz liefert (siehe oben). Statistisch deshalb, weil es bei diesem Vitamin D Spiegel nur mit größter Wahrscheinlichkeit nicht zu einem Zytokinsturm kommt, denn schließlich ist keinem Menschen ein absolutes Sterberisiko von Null vergönnt. Aber ein Risiko von statistisch Null, durch Corona zu sterben, ist mehr, als Ihre Politik beziehungsweise das derzeitige mRNA-Injektions-Programm uns bieten kann, ganz abgesehen davon, dass ein gesunder Vitamin D Spiegel auch das Risiko vieler anderer Krankheiten, die viel Leid, Kosten und letztendlich viele Todesfälle verursachen, deutlich reduzieren würde.

3.) Wenn man mittels immunologischer Herdengesundheit erreicht, dass so gut wie keine schweren Verläufe mit Todesfolge zu erwarten sind, muss eine Impfung, falls man sie dann immer noch für nötig erachtet, völlig (!) ungefährlich sein. Ansonsten würde man Geimpften mehr gesundheitlichen Schaden zufügen als es eine virale Atemwegsinfektion bei gesundem Immunsystem je könnte. Diese hohe Sicherheitsanforderung erfüllen die mRNA-

Injektionen jedoch nicht, im Gegenteil: Das mRNA-Injektionsprogramm ist lebensgefährlich. Diese Erkenntnis ist besonders gravierend, wenn man bedenkt, dass es bei einer kausalen Präventionsstrategie (also durch Beheben von gravierenden Vitamin D Mängeln) völlig unnötig wäre. Eine kürzlich publizierte Studie zweier Forscher des renommierten Massachusetts Institute of Technology (MIT) belegt diese katastrophale Entwicklung eindrücklich: In praktisch allen Altersklassen unter 60 Jahren war laut dieser Studie das Risiko, an der Impfung zu sterben, deutlich höher als durch eine Corona Infektion [11]. In der Altersklasse 50 bis 59 war es etwa zweifach erhöht, bei den 40- bis 49-Jährigen etwa 5-fach, bei den 30- bis 39-Jährigen etwa siebenfach, bei den 18- bis 29-Jährigen etwa achtfach und bei den unter 18-Jährigen sogar etwa 51-fach. Dies noch, ohne zu berücksichtigen, dass die Impfungen im Sechsmonatstakt fällig sind und die neuen Corona Varianten immer harmloser werden. Nur bei den über 80-Jährigen konnte ein geringer Schutz von 0,13 Prozent nachgewiesen werden.

Das in dieser Studie gezeigte hohe Risiko, an den Folgen der Impfung zu sterben, deckt sich mit den Daten des US-amerikanischen Meldesystems für schwere Impfnebenwirkungen VAERS (Vaccine Adverse Event Reporting System), das 2021 durch das mRNA-Injektionsprogramm eine über 75-fache Steigerung der Berichte über Todesfälle infolge einer Impfung gegenüber dem Durchschnitt aller Impfungen weltweit der vorherigen 30 Jahre offenlegte (21.382 gegenüber 282 Berichte) [41].

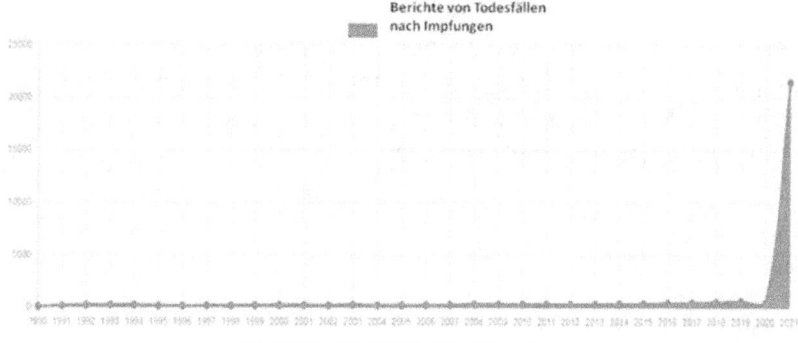

Berichte von Todesfällen nach Impfungen

Kumulativ pro Jahr, sämtliche Impfstoffe weltweit

Dieser Trend setzte sich 2022 weiter fort. Wenn man davon ausgeht, dass in VAERS möglicherweise weniger als ein Prozent aller schweren Impfnebenwirkungen tatsächlich gemeldet werden [42]. könnte es schon im Jahr 2021 mehrere Millionen mRNA Injektionsopfer weltweit gegeben haben.

Aber ist es tatsächlich eine Impfung, zu der Sie mir beziehungsweise der deutschen Bevölkerung raten?

Laut einer am 4. Februar 22 im renommierten Lancet publizierten Studie mit dem Titel Risiko von Infektionen, Krankenhausaufenthalten und Todesfällen bis zu 9 Monate nach einer zweiten Dosis des Covid 19 Impfstoffs: eine retrospektive Kohortenstudie an der Gesamtbevölkerung in Schweden [43] nimmt der Schutz vor schweren Verläufen durch das von Ihnen propagierte »Impf«-Programm rapide ab und ist schon nach etwa sechs bis acht Monaten praktisch nicht mehr nachweisbar. Ich kenne keine aktive Impfung, die so schnell ihre Wirkung verliert. Gewöhnlich behält unser Immunsystem über Jahre, wenn nicht sogar lebenslang seine erhöhte Abwehrfunktion.

Dies wirft die Frage auf, worin die kurzfristige Wirkung tatsächlich bestanden haben mag, zumal der Effekt ab dem achten Monat ins Negative kippt und man als Geimpfter gegenüber Ungeimpften mit höherer Wahrscheinlichkeit mit einem schweren Verlauf zu rechnen hat (siehe Grafik, rotes Oval).

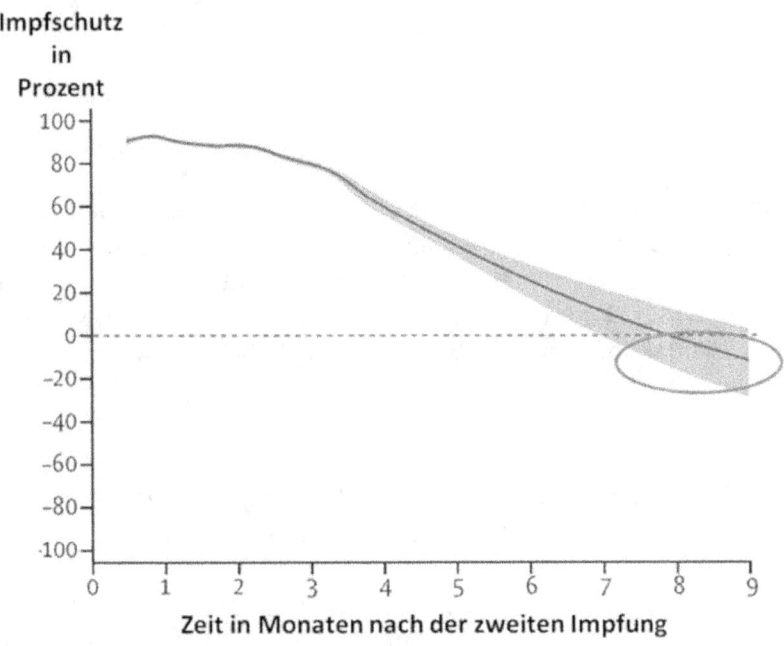

Zeit in Monaten nach der zweiten Impfung

Es drängt sich der Verdacht auf, dass mit den »Impfungen« das Immunsystem vorübergehend so geschwächt wird, sodass es zunächst nicht in der Lage ist, einen Zytokinsturm zu entfachen. Dies würde auch erklären, weshalb es nach den Injektionen zu einer mangelhaften Immunüberwachung kommt mit beispielsweise einer Zunahme an Herpes Zoster beziehungsweise Gürtelrose [44]. Entsprechend wies Dr. Marco Cavaleri, Leiter der Abteilung für biologische Gesundheitsgefahren und Impfstoffstrategie bei der

Europäischen Arzneimittelagentur (EMA) darauf hin, dass wir vorsichtig sein sollten, »das Immunsystem nicht zu überfordern mit immer neuen Impfungen« [45].

Würde man hingegen der Natur ihren Lauf lassen und durch einen artgerechten Vitamin D Spiegel dafür sorgen, dass Infektionen weitgehend harmlos verlaufen, wäre die natürliche Immunität der Immunität, die man mit den mRNA-Interjektionen erreichen will, weit überlegen. Dies ist das Ergebnis einer am 25. September 2022 im Journal Clinical of Medicine veröffentlichten italienischen Metastudie: »Es hat sich gezeigt, dass die durch den Impfstoff ausgelöste Immunität schneller abklingt als die natürliche Immunität. Im Allgemeinen ist der Schweregrad der Symptome bei einer Reinfektion [nach einer ohne vorherige »Impfung« überstandenen Primärinfektion] deutlich geringer als bei der Primärinfektion, mit einer geringeren Anzahl von Krankenhausaufenthalten (0,06 Prozent) und einer extrem niedrigen Sterblichkeit. Schlussfolgerungen: Diese umfangreiche Übersichtsarbeit, die sich auf eine große Anzahl von Artikeln stützt, unterstreicht den wertvollen Schutz durch die natürliche Immunität nach Covid 19, der mit dem durch die Anti-SARS COV 2 Impfung induzierten Schutz vergleichbar oder überlegen zu sein scheint. Folglich ist eine Impfung von nicht geimpften Personen, die Covid 19 durchmachten, möglicherweise nicht angezeigt. [46]« Dabei ist in diesem Ergebnis der Schutz durch ein besser funktionierendes Immunsystem aufgrund eines nebenwirkungsfreien Vitamin D Programms noch gar nicht mit einbezogen.

Eine Frage der Ethik und der Kosten

Wie Sie wissen, muss sich jeder neue medizinische Wirkstoff vor seiner Zulassung in klinischen Studien gegen die bestmögliche, schon existierende Behandlungsmethode beweisen. Auch darf allein aus ethischen Gründen einer Kontrollgruppe eine lebensrettende Alternative nicht vorenthalten werden. Dies gilt besonders für Impfstoffe, denn diese werden in der Regel Menschen verabreicht, die sich möglicherweise niemals infizieren werden. Schon vor der Durchführung der klinischen Studien zur Notfallzulassung der neuartigen Impfstoffe war bekannt, dass Vitamin D Infektionszeiten reduziert und schwere Verläufe verhindert. Dennoch bekamen die Kontrollgruppen nur ein Placebo. Man akzeptierte also, dass diese Menschen nicht bestmöglich geschützt wurden und setzte somit ihr Leben aufs Spiel. Auch heute noch – und hier wiederhole ich mich gerne, denn es ist eine unfassbare Unterlassung einer medizinisch notwendigen Hilfeleistung – werden Testpositive in Quarantäne geschickt, in der Regel, ohne ihren Vitamin D Status zu überprüfen oder eine Empfehlung, Vitamin D präventiv einzunehmen.

Ein Vergleich der beiden Strategien war somit überfällig, weshalb ich diesen in meinem Buch ‚Herdengesundheit' angestellt habe. Dazu habe ich eine Fülle klinischer Studien zu Vitamin D beziehungsweise Covid 19 Impfstoffen herangezogen. Vergleicht man die Wirkungen und Nebenwirkungen einer Covid 19 Präventionsstrategie durch Herdenimmunität mittels Impfung mit der durch immunologische Herdengesundheit mittels adäquater Vitamin D Versorgung, (auch dieser Vergleich ist in Herdengesundheit zu finden), ist das Ergebnis so augenfällig wie erschreckend: Das Impfprogramm war von Anfang an zum Scheitern verurteilt, weil eben weder ein Medikament noch eine Impfung einer Krankheit vorbeugen kann, die durch einen Mangel an einem essentiellen Wirkstoff verursacht wird. Eine flächendeckende Versorgung mit Mikronährstoffen hätte hingegen funktioniert, und zwar kostengünstig und frei von Nebenwirkungen.

In Ihrer Rede zum GKV-Finanzstabilisierungsgesetz vor dem Deutschen Bundestag am 20. Oktober 2022 in Berlin wiesen Sie auf das Problem der Übergewinne im pharmazeutischen Sektor hin:

In Deutschland ist es möglich – das ist in Europa in keinem anderen Land möglich –, mit Arzneimitteln auf den Markt zu kommen, die keinen gesicherten oder nur einen sehr geringen Zusatznutzen bringen im Vergleich zu bereits erhältlichen Arzneimitteln, aber trotzdem deutlich mehr – zum Teil 50 Prozent oder sogar 100 Prozent mehr – kosten.

Zu Ihrer Information: Die Jahresdosis an Vitamin D, um einen Prohormon Spiegel von 100 bis 150 Nanomol pro Liter zu erzielen, kostet nur einen Bruchteil dessen, was uns eine Einzige, der derzeit sechsmonatig verabreichten mRNA-Injektionen kostet. Das Ziel GKV Finanzstabilisierung wäre demnach einfach zu erreichen, wie das Beispiel Corona zeigt, indem man kausale Prävention betreiben würde. Dies ganz abgesehen von den Kosten für Masken und davon, was uns die Spaltung der Gesellschaft, die Lockdown Maßnahmen oder die teilweise Aufhebung und Einschränkung unserer Menschenrechte, wie zum Beispiel unserer Freiheit, noch kosten werden. Wie ich erfahren habe, hat allein Ihr Schreiben über die Krankenkassen als Teil der viele Milliarden Euro schweren Impfkampagne mindestens 50 Millionen Euro gekostet [48]. Ich warte schon jetzt auf eine weitere Erhöhung meines Krankenkassenbeitrags – vielen Dank.

Wenn es also, wie Sie mir schreiben, tatsächlich Ihr Ziel ist, »schwere Verläufe zu verhindern, Infektionsketten zu durchbrechen und so die Folgen einer möglichen Infektionswelle zu mildern«, dann rate ich Ihnen dringend zum Umschwenken vom permanenten Panikmodus auf einen rational kausalen Kurs, der auf immunologischen Fakten und entsprechenden Maßnahmen begründet ist. Dass Sie dazu in der Lage sind, ist meine große Hoffnung. So habe ich Ihnen in meinem Buch Herdengesundheit, das Ihnen, wie ich erfahren habe, am 23. September 2022, direkt nach Ihrer abendlichen Rede auf dem 4. PPA-Symposium »Psychiatrie und Psychotherapie – aktuell« an der Universitätsklinik für Psychiatrie und Psychotherapie in Freiburg, von einem meiner Leser persönlich überreicht wurde, auf Seite 254 für Ihre Besonnenheit gedankt, als Sie noch nicht Ihr derzeitiges Amt innehatten. Denn schließlich äußerten Sie in Ihrem Tweet vom 16. Mai 2020 ...

Eine Impflicht macht bei Sars COV 2 so wenig Sinn wie bei #Grippe. Wenn die Impfung gut wirkt, wird sie auch freiwillig gemacht. Dann ist keine Impflicht nötig. Wenn sie viele Nebenwirkungen hat oder nicht so gut wirkt, verbietet sich Impflicht. Zwang ist daher nie sinnvoll.

Da mir Ihre Gesundheit sowie die unserer Gesellschaft als Ganzes ein besonderes Anliegen ist, kann ich nur hoffen, dass Ihnen dieses Schreiben hilft, diese damalige Besonnenheit wiederzuerlangen und die Chance zu nutzen, die Ihnen Ihre derzeitige Position ermöglicht: endlich für eine gesündere Herde zu sorgen. Natürlich stehe ich Ihnen auch gerne zu einem persönlichen Gespräch zur Verfügung.

Mit ebenfalls herzlichen Grüßen und den besten Wünschen

PD Dr. med. Michael Nehls

(Alle Quellennachweise und Literaturbezüge im Anhang.)

Schlussbemerkung

Zugegeben, eine Menge Fachliteratur, Expertenaussagen, Studienergebnisse. Aber Sie werden mir Recht geben, da waren Informationen dabei, die Sie – wie mich – verblüfft haben. Man wagt gar nicht zu fragen, was von dem, an das wir fest glauben, da es uns immer wieder erklärt wurde, ist letztlich noch wahr und was ist reine Desinformation, damit wir hübsch weiter Medikamente, Cremes und Mittelchen kaufen, anwenden, schlucken oder uns einspritzen lassen?

Die Ehrlichkeit, die Wahrhaftigkeit, Ethik und Moral haben sich aus unserer Gesellschaft verabschiedet, zugunsten des zu erwartenden Profits. Nicht umsonst geht in den Chefetagen der Pharmakartelle der Spruch um „Nur an einer kranken Bevölkerung können wir verdienen." Und man scheint wirklich alles dafür zu tun, dass dieser Zustand anhält und sich verschlechtert.

Geben wir also dem Sonnenlicht seinen Stellenwert zurück, die Sonne gibt uns Wärme, Energie und ist unser aller Lebensspender und Ernährer. Kein grünes Blatt käme ohne sie hervor. Es ist eine Schande, dass wir das im 21. Jahrhundert neu lernen müssen, so erfolgreich war die Lobby-Arbeit der Pharmaindustrie, so breit gestreut die Desinformation.

Ich wünsche Ihnen jedenfalls eine lange und gesunde Zeit. Bleiben Sie an der Sonne, ausreichend Bewegung, eine gute Ernährung und ausreichend Schlaf. Wenn Sie diese vier Dinge berücksichtigen, haben Sie die bestmögliche Gesundheitsvorsorge getroffen. Leider kann davon allerdings kein Pharmakonzern reich werden.

Literaturempfehlungen und Quellen

Rubin, A.L. (2011). Vitamin D for Dummies. Wiley Publishing. ISBN 978-0-470-89175-9

Holick MF (2004). "Sunlight and vitamin D for bone health and prevention of autoimmune diseases, cancers, and cardiovascular disease." The American Journal of Clinical Nutrition 80 (6 Suppl): 1678S–88S. PMID 15585788

http://www4ger.dr-rath-foundation.org/DIE_FOUNDATION/codex2004/codex2004a.html

J. Haas: Vigantol – Adolf Windaus und die Geschichte des Vitamin D. Stuttgart 2007. ISBN 3-8047-2223-7

Birte Hintzpeter: Vitamin D Status in Germany: Prevalence of Vitamin D Deficiency, Determinants and Potential Health Implications. Der Andere Verlag, Tönning/Lübeck/Marburg 2008, ISBN 978-3-89959-782-0

A.S. Dusso, A.J. Brown, E. Slatopolsky: Vitamin D. In: American journal of physiology. Renal physiology (Am J Physiol Renal Physiol). Bethesda Md (289) 2005,1 (Jul), F8–28 (Review). PMID 15951480 ISSN 1931-857X

Hajo Zeeb, Rüdiger Greinert: Bedeutung von Vitamin D in der Krebsprävention. In: Deutsches Ärzteblatt International. Jg 107, Nr. 37, Köln 2010, S. 638–643. ISSN 0012-1207

R. Bouillon, G. Carmeliet u.a.: Vitamin D and human health, lessons from vitamin D receptor null mice. In: Endocrine Reviews. Bd 29, Nr. 6 (Okt.), Bethesda Md 2008, S. 726–776 (Review). doi:10.1210/er.2008-0004 PMID 18694980 PMC 2583388 (freier Volltext) ISSN 0163-769X.

Armin Zittermann: Vitamin D in der Präventivmedizin. 2. Auflage, UNI-MED-Verlag, Bremen 2012, ISBN 978-3-8374-1249-9.

Der Vitamin- & Mineralstoff-Ratgeber für Sportler, 1986 (mit E. Schröder)

Ratgeber Ernährung. Ein Wegweiser in die Ernährungsphysiologie, TR-Verlagsunion 1990

Vergleichsuntersuchung zur körperlichen Leistungsfähigkeit von Veganern, (Ovo-)Lacto-Vegetariern und Gemischtköstlern, 1993

Täglich Wein. Gesünder leben mit Wein und mediterraner Ernährung, Hallwag Verlag 1996

Nie wieder Diät, Hallwag Verlag 1999

Syndrom X oder Ein Mammut auf den Teller! Mit Steinzeitdiät aus der Wohlstandsfalle, Verlag Systemed 2000

Täglich Fleisch. Auch der Mensch braucht artgerechte Ernährung, Hallwag Verlag 2001

LOGI-Methode: Glücklich und schlank, Systemed 2003

Diätlos glücklich: Abnehmen macht dick und krank. Genießen ist gesund, Verlag Systemed 2003

Low-Carb. Die Ernährungsrevolution. So kochen Sie sich schlank, Gräfe & Unzer 2004

Heilkraft D - Wie das Sonnenvitamin vor Herzinfarkt, Krebs und anderen Krankheiten schützt, Systemed Verlag 2009

http://derhonigmannsagt.wordpress.com/2012/06/18/"codex-alimentarius"-oder-"ausrottung-der-menschheit"/

http://www.bfr.bund.de/de/presseinformation/2000/A/hochdosierte_vitaminprodukte_sind_keine_nahrungsergaenzungsmittel-543.html

http://www.sprechzimmer.ch/sprechzimmer/Krankheitsbilder/Rachitis.php

http://www7.nationalacademies.org/germanbeyonddiscovery/VitaminD_4.html

http://www.bfs.de/de/bfs/presse/pr13/pm01.html

http://www.zeitenschrift.com/artikel/vitamin-d-das-sonnenvitamin#.VEkiyEM52f6

http://www4ger.dr-rath-foundation.org/DIE_FOUNDATION/codex2004/codex2004a.html

Literaturhinweise PD Dr. med. Michael Nehls

1.) https: pro pro www.ncbi.nlm.nih.gov pro pmc pro articles pro PMC2134066 pro

2.) https: pro pro www.ncbi.nlm.nih.gov pro pmc pro articles pro PMC2870528 pro

3.) iii https: pro pro www.nature.com pro articles pro ni.1851

4.) https: pro pro onlinelibrary.wiley.com pro doi pro 10.1111 pro j.1365-2362.2010.02403.x

5.) https: pro pro www.ncbi.nlm.nih.gov pro pmc pro articles pro PMC3942730 pro

6.) https: pro pro www.ncbi.nlm.nih.gov pro pmc pro articles pro PMC4537767 pro

7.) https: pro pro www.thieme-connect.com pro products pro ejournals pro abstract pro 10.1055 pro s-0041-1728682

8.) https: pro pro www.ncbi.nlm.nih.gov pro pmc pro articles pro PMC4499202 pro

9.) https: pro pro www.ncbi.nlm.nih.gov pro pmc pro articles pro PMC7498100 pro

10.) https: pro pro pmj.bmj.com pro content pro 98 pro 1156 pro 87.long

11.) https: pro pro link.springer.com pro article pro 10.1007 pro s00394-012-0421-6

12.) https: pro pro www.ncbi.nlm.nih.gov pro pmc pro articles pro PMC4499202 pro

13.) https: pro pro www.researchgate.net pro publication pro 224822421_Vitamin_D_Extraskeletal_Health

14.) https: pro pro www.efsa.europa.eu pro en pro efsajournal pro pub pro 2813

15.) https: pro pro www.hipp-fachkreise.de pro forschung-studien pro kinderernaehrung pro efsa-erhoeht-tageshoechstmenge-fuer-vitamin-d pro

16.) https: pro pro www.aerztezeitung.de pro Medizin pro STIKO-will-zweite-Covid 19 Booster-Impfung-ab-60-empfehlen-und-fuer-alle-mit-Grunderkrankungen-431520.html

17.) https: pro pro www.ncbi.nlm.nih.gov pro pmc pro articles pro PMC7527296 pro

18.) https: pro pro www.ncbi.nlm.nih.gov pro pmc pro articles pro PMC4711683 pro

19.) https: pro pro www.ncbi.nlm.nih.gov pro pmc pro articles pro PMC7159299 pro

20.) https: pro pro www.ncbi.nlm.nih.gov pro pmc pro articles pro PMC7431332 pro

21.) https: pro pro ashpublications.org pro blood pro article pro 106 pro 13 pro 4351 pro 133290 pro 1-25-dihydroxyvitamin-D3-is-a-potent-suppressor-of

22.) https: pro pro www.ncbi.nlm.nih.gov pro pmc pro articles pro PMC7717135 pro

23.) https: pro pro www.ncbi.nlm.nih.gov pro pmc pro articles pro PMC8812897 pro

24.) https: pro pro www.mdpi.com pro 2072-6643 pro 12 pro 9 pro 2757

25.) https: pro pro www.ncbi.nlm.nih.gov pro pmc pro articles pro PMC7761047 pro

26.) https: pro pro www.youtube.com pro watch?v=1PvkvfJqcSQ; https: pro pro www.youtube.com pro watch?v=fRQI8fXHCJE

27.) https: pro pro www.ncbi.nlm.nih.gov pro pmc pro articles pro PMC7456194 pro

28.) https: pro pro www.ncbi.nlm.nih.gov pro pmc pro articles pro PMC7890452 pro

29.) https: pro pro www.ncbi.nlm.nih.gov pro pmc pro articles pro PMC9231174 pro

30.) https: pro pro www.dw.com pro de pro corona-und-vitamine-was-hilft-wirklich-bei-einer-Covid 19 infektion pro a-55584821

31.) https: pro pro www.medrxiv.org pro content pro 10.1101 pro 2020.11.08.20222638v2

32.) https: pro pro www.ncbi.nlm.nih.gov pro pmc pro articles pro PMC8224356 pro

33.) https: pro pro www.ncbi.nlm.nih.gov pro pmc pro articles pro PMC8344647 pro

34.) https: pro pro www.ncbi.nlm.nih.gov pro pmc pro articles pro PMC8425676 pro

35.) https: pro pro www.bmj.com pro content pro 368 pro bmj.m810 pro rr-36

36.) https: pro pro www.ncbi.nlm.nih.gov pro pmc pro articles pro PMC7231123 pro

37.) https: pro pro www.ncbi.nlm.nih.gov pro pmc pro articles pro PMC7513835 pro

38.) https: pro pro dip.bundestag.de pro vorgang pro ... pro 263715

39.) https: pro pro www.ncbi.nlm.nih.gov pro pmc pro articles pro PMC8541492 pro

40.) http: pro pro www.vixra.org pro pdf pro 2202.0084v1.pdf

41.) https: pro pro openvaers.com pro Covid data (Daten bis Ende 31. Dezember 2021)

42.) https: pro pro www.bmj.com pro content pro 372 pro bmj.n149 pro rr-30

43.) https: pro pro www.thelancet.com pro journals pro lancet pro article pro PIIS0140-6736(22)00089-7 pro fulltext

44.) https: pro pro openvaers.com pro Covid data pro shingles

45.) https: pro pro www.mdpi.com pro 2077-0383 pro 11 pro 21 pro 6272 pro htm

46.) https: pro pro www.zdf.de pro nachrichten pro politik pro corona-booster-impfungen-warnung-ema-100.html

47.) https: pro pro www.bundesregierung.de pro breg-de pro service pro bulletin pro rede-des-bundesministers-fuer-gesundheit-dr-karl-lauterbach–2137014

48.) https: pro pro www.nzz.ch pro international pro lauterbach-empfiehlt-impfen-fuer-senioren-und-korrigiert-sich-dann-ld.1709325

49.) https: pro pro www.michael-nehls.de pro herdengesundheit.htm

50.) https: pro pro twitter.com pro Karl_Lauterbach pro status pro 1261557202571145216?s=20

Anmerkung „pro" steht für Querstrich oder Slash.

Die in diesem Artikel geäußerten Ansichten spiegeln nicht die Ansichten der fixen Autoren von TKP wider. Privatdozent Dr. med. Michael Nehls ist Arzt und habilitierter Molekulargenetiker mit Schwerpunkt Immunologie.

Über den Autor

Peter Echevers H. wurde 1954 in Berlin-Zehlendorf in einer alten Berliner Architekten- und Baumeisterfamilie geboren. Er wuchs im Rheinland auf und war bis zur Mittleren Reife eigentlich ein mittelmäßiger Schüler. Danach entwickelte er plötzlich großen Bildungshunger und schrieb sich in ein Aufbaugymnasium und gleichzeitig am Institut Français ein.

Es folgten zwei gegensätzliche Lehren als Notargehilfe und Tischler; danach ein BWL-Studium an der Rheinischen Akademie und Seminare an einer Schule für Bildende Künste. Daneben absolvierte er als externer Schüler mit Erfolg die Fachhochschule für Seefahrt in Elsfleth bei Oldenburg.

Schon sehr früh zog es ihn zur Literatur. Angeleitet durch das Elternhaus, welches eine beachtliche Büchersammlung vorzuweisen hatte, begann sein Einstieg in die geschriebene Welt, kaum, dass er die ersten beiden Volksschuljahre hinter sich hatte. Mit Beginn der Pubertät begannen auch seine Versuche, selbst zu schreiben. Seine erste Veröffentlichung in der Lokalpresse im Alter von 15 war sein Aufsatz über die „Reise nach Paris"; es folgte mit 18 sein Reisebericht „Auf nach Brasilien" in der Lokalpresse.

Immer wieder unterbrach er seine Tätigkeiten, er konnte dem lockenden Ruf der Ferne nicht widerstehen. Zu groß war seine Sehnsucht, andere Länder und andere Menschen und Gebräuche kennen zu lernen. So lebte er für längere Zeit in acht europäischen und fünf außereuropäischen Ländern. Aber seine große Liebe ist und bleibt Südamerika, genauer gesagt Brasilien, wo er sich 2002 nach vielen Einzelreisen niedergelassen hat.

Seitdem hat er die Zeit gefunden, sich ganz dem Schreiben zu widmen. 2013 wurde ihm die Ehrendoktorwürde verliehen. Neben über 650 im Internet veröffentlichten Berichten, Aufsätzen und Stellungnahmen hat er bisher folgende Bücher veröffentlicht:

- Die Gaúchos ISBN 978-1-257-96502-1
- Búzios – Mein Paradies ISBN 978-1-4357-8894-7
- Faszination Rio ISBN 978-1-257-95830-6
- Der exzellente Liebhaber ISBN 978-1-257-95244-1
- Die exzellente Liebhaberin ISBN 978-1-257-94957-1
- Konfliktparallelen ISBN 978-1-257-95444-5
- Moderne Lesart ISBN 978-1-257-95674-6
- Der Feminist ISBN 978-1-257-87377-7
- Unvergesslicher Senegal ISBN 978-1-257-97175-6
- Afrikaerfahrung Elfenbeinküste SBN 978-1-257-98790-0
- Der Beweis ISBN 978-1-257-98733-7
- Der Autoresponder ISBN 978-1-4717-0821-3
- Nadelöhr Panama ISBN 978-1-257-99773-2
- Immer wieder Schweden ISBN 978-1-105-02047-6
- Stete Kanaren ISBN 978-1-105-06365-7
- São Paulo ISBN 978-1-105-09363-0
- Das Golfspiel ISBN 978-1-105-02974-5
- Tango – Komplex ISBN 978-1-105-20512-5
- Formel 0-1-in-2 ISBN 978-1-300-05252-4

- Die Paläo-Diät ISBN 978-1-300-13178-6
- Elvis Aaron Presley ISBN 978-1-105-97628-5
- Der Schriftsteller ISBN 978-1-300-20183-0
- Tinnitus... Und nun ISBN 978-1-300-21638-4
- Das Gedächtnis ISBN 978-1-291-20373-8
- Tendenzen 3000 ISBN 978-1-300-67248-7
- Sexy Six-Pack ISBN 978-1-300-80704-9
- Top-Tipp – Fibromyalgie ISBN 978-1-291-36125-4
- Top-Tipp – Nie mehr Geldsorgen ISBN 978-1-300-72028-7
- Blue Light – ISBN 978-1-300-99839-6
- Top-Tipp – Der Kellner ISBN 978-1-304-09023-2
- Top-Tipp – Waiter & Waitress ISBN 978-1-304-10065-8
- Impfen? - Der-zweihundert-Jahre-Irrtum ISBN 978-1-291-52573-1
- Silvio Gesell – Die Revolution des Geldsystems ISBN 978-1-291-52576-2
- Vitamin D3 – Tricks der Pharma-Mafia ISBN 978-1-326-06349-8
- Ein Mann muss Brot backen können ISBN 978-1-291-56517-1
- Slàinte mhath - Schottlands Malt-Whisky Almanach, ISBN 978-1-291-62424-3
- "Jet de Schnüss jeschwaadt" ISBN 978-1-291-66476-8
- 3D Visualisierungen - Ernstes und Verspieltes in Cinema4D ISBN 978-1-291-95209-4
- Heilen durch Essen - Ernährung für Multiple Sklerose Patienten ISBN 978-1-291-95085-4
- Pharma-Mafia - Ärzte und Patienten im Würgegriff der Arzneimittelindustrie ISBN 978-1-291-90310-2

- Venustropfen ISBN 978-1-291-22324-8
- Die Liebe kommt aus Panamá ISBN 978-1-326-27509-9
- Annegret 1. Teil ISBN 978-1-326-30273-3
- Anne 2. Teil ISBN 978-1-326-40158-0
- Donna Anna 3. Teil ISBN 978-
- Flucht ISBN 978-1-326-45700-6
- Von Mondstaub und von Feenhaar ISBN 978-1-326-58996-7
- Vom Wolkenschloss und von Zaubererbsen ISBN 978-1-326-66370-4
- De Poeira de Luna e de Cabelo de fadas ISBN 978-1-326-71750-6
- Phalluskult ISBN 978-1-326-73147-2
- Mit Wildkräutern gegen den Krebs ISBN 978-1-326-73148-9
- DAS BÖSE - Lobaczewskis wissenschaftliche Betrachtung ISBN 978-1537610009
- Vom Traumfänger und von der Sonnentänzerin ISBN 978-1-326-79361-6
- Flucht ISBN 978-1-326-45700-6
- Von Mondstaub und von Feenhaar ISBN 978-1-326-58996-7
- Vom Wolkenschloss und von Zaubererbsen ISBN 978-1-326-66370-4
- De Poeira de Luna e de Cabelo de fadas ISBN 978-1-326-71750-6
- Phalluskult ISBN 978-1-326-73147-2
- Mit Wildkräutern gegen den Krebs ISBN 978-1-326-73148-9

- DAS BÖSE - Lobaczewskis wissenschaftliche Betrachtung ISBN 978-1537610009
- Vom Traumfänger und von der Sonnentänzerin ISBN 978-1-326-79361-6
- Dona Anna ISBN 979-8-498-22457-2
- Corona – Der Wahnsinn hat einen Namen ISBN 979-8-760-67140-0
- Putin – Verstehen oder Verteufeln ISBN 979-8-431-42956-9
- Partnerfibel ISBN 979-8-829-48951-9
- NATO – Vasallen der USA ISBN 979-8-351-62136-4
- Amber Room ISBN

Dr. h.c. Peter Echevers H.

Impfen?

Der Zweihundert-Jahre-Irrtum

LULU Press Enterprises